中医经典文库

读 医 随 笔

清·周学海 著

闫志安 周鸿艳 校注

中国中医药出版社

·北京·

图书在版编目（CIP）数据

读医随笔/（清）周学海著；闫志安，周鸿艳校注．-北京：
中国中医药出版社，2007.8（2019.10 重印）
（中医经典文库）
ISBN 978-7-80089-682-8

Ⅰ．读… Ⅱ.①周… ②闫… ③周… Ⅲ．中国医药学-文集
Ⅳ. R2-53

中国版本图书馆 CIP 数据核字（97）第 15594 号

中 国 中 医 药 出 版 社 出 版
北京经济技术开发区科创十三街 31 号院二区 8 号楼
邮政编码：100176
传真：64405750
山东百润本色印刷有限公司印刷
各地新华书店经销
＊
开本 850 × 1168　1/32　印张 7. 875　字数 139 千字
2007 年 8 月第 2 版　　2019 年 10 月第 5 次印刷
书　号　ISBN 978-7-80089-682-8
＊
定价：28.00 元
网址　www. cptcm. com
社长热线　010 64405720
读者服务部电话：010 64065415　010 84042153
书店网址：csln·net/qksd/

《中医经典文库》专家顾问委员会

前　言

　　中华医药源远流长，中医药理论博大精深，学说纷呈，流派林立，要想真正理解、弄懂、掌握和运用她，博览、熟读历代经典医籍，深入钻研，精思敏悟是必经之路。古往今来，凡是名医大家，无不是在熟读精研古籍名著，继承前人宝贵经验的基础上，厚积薄发、由博返约而成为一代宗师的。

　　故此，老一辈中医药专家都在各种场合呼吁"要加强经典学习"；"经典是基础，传承是关键"。国家有关行政部门也非常重视，在《国家中长期科学和技术发展规划纲要（2006～2020）》中就明确将"中医药传承与创新"确立为中医药领域的优先主题，国家中医药管理局启动了"优秀中医临床人才研修项目"，提出了"读经典，做临床"的口号。我们推出这套《中医经典文库》，也正是为了给广大中医学子阅读中医经典提供一套系统、精良、权威，经得起时代检验的范本，以倡导研读中医经典之风气，引领中医学子读经典、用经典，为提高中医理论和临床水平打牢根基。

　　本套丛书具有以下特点：①书目权威：丛书书目先由全国中医各学科的学科带头人、一流专家组成的专家指导委员会论证、筛选，然后经专家顾问委员会审核、确定，均为中医各学科学术性强、实用价值高，并被历代医家推崇的代表性著作，具有很强的权威性；②版本精善：在现存版本中精选其中的最善者作为底本，让读者读到最好的版本；③校勘严谨：聘请具有深厚中医药理论功底、熟谙中医古籍文献整理的专家、学者精勘细校，最大限度地还原古籍的真实面貌，确保点校的高质量。

　　在丛书出版之际，我们由衷地感谢邓铁涛、朱良春、李经纬、余瀛鳌等顾问委员会的著名老中医、老专家，他们不顾年迈，热情指点，让我们真切感受到老一辈中医药工作者对中医药事业的拳拳挚爱之心；我们还要感谢专家指导委员会的各位专家和直接参与点校整理的专家，他们不辞辛苦，兢兢业业，一丝不苟，让我们充分领略到中医专家的学者风范。这些都将激励我们更加努力，不断进取，为中医药事业的发展贡献出更多无愧于时代的好作品。

中国中医药出版社

2007 年 1 月

内容提要

本书为清·周学海著。全书六卷，是作者汇集读书、临证之笔记整理而成，内容包括中医基础理论、脉法、运气、方药和临床各种杂证的辨治等。

该书论述精辟，多为作者研读古医书的心得体会，具有很大启发意义，适合于中医各科临床医师及在校师生参阅。

校 注 说 明

　　《读医随笔》为清代著名医家周学海所撰，成书于清光绪十七年（公元 1891 年）。学海，字澄之，安徽建德人，曾中进士，授内阁中书，后官至浙江候补道。其潜心医学，论脉尤详，著《脉义简摩》、《脉简补义》、《诊家直诀》、《辨脉平脉章句》，引申旧说，参以实践，多有心得之言。周氏一生博览群书，实事求是，不盲目依托附会。服膺张璐、叶桂两家，生平著述甚多，曾撰《周氏医学丛书》三十二种，其对张元素、刘完素、滑伯仁及叶桂诸家医书皆有评注。宦游于江淮之间，为人治病每有奇效。

　　本书共六卷，是作者于读书、临诊之际，随所见记之而成。内容包括中医基础理论、脉法、运气、方药，以及临床各种杂证的辨治等。本书是作者研读古医书的心得体会，正如其在本书自序中所说：读医随笔者，学海之所以备忘也，意在温故以求新。

　　本书初刻于清光绪戊戌年（公元 1898 年），1936 年建德周学熙以家刻原本（福慧双修馆刊本）影印。另在 1936 年曹炳章又将本书收入《中国医学大成》中。此次出版以中国中医科学院图书馆藏清光绪戊戌年池阳周氏福慧双修馆刊本为底本，以《中国医学大成》本为参校本精校而成。一律采用现代标准简化字，加新式标点。对书中明显错字、异体字、古今字均予径改，不出注文，个别疑问之处则出注说明。书中引用大量《内经》

原文，作者根据己意做了删改，凡不影响文义者均未做考订。底本目录分散在各卷之前，今全部集中在全书之首，列为总目录，以便于读者阅读。

由于校注者水平所限，书中差错之处难免，敬请广大读者批评指正。

校注者

自　序

　　《读医随笔》者，学海之所以备遗忘也，意在温故以求新，实无新意之可采。徒以同志传诵一二，远方君子多来索观，且促付梓，不能拂其请也而应之，迹近于自炫矣。夫学海之治医也，先治脉，次治药。脉有《脉义简摩》、《诊家直诀》之刻；药以亲尝未遍，不敢臆说，久未成书。若夫病证众矣，治法繁矣，虽古之名医，犹不能以一身尽历天下之病变也，何况小子，敢以管蠡之见，妄事窥测乎！仅于读书临诊之际，随所见而记之，缺略琐碎，固不足为成书，亦复凌躐拉杂，未有体例，粗为分类，以付手民。其中陈陈相因者，謇涩未畅者，繁沓不检者，前后重复异同互见者，触目皆是，识浅笔屡，贻讥大雅，知不免矣。昔之人，或广蒐旧说，辑为宏编；或澄炼精思，约为枕秘。以此方彼，不亦蔑乎！虽然窃有说焉，宋人怀燕石而自以为宝也，一旦出示于人，乃悟其非宝矣；朱奉议作《伤寒百问》，早刊行世，得某友指摘之，遂改著《活人书》而传矣。学海深羡宋人之善悟，而将勉为奉议之能改也。然则是刻也，非自炫也，亦非非自炫也。

　　　　光绪戊戌暮春皖南建德周学海澄之甫书于邵伯埭舟中

目　录

卷一 证治总论

气血精神论

医者，道之流也。道家以精、气、神，谓之三宝，不言血者，赅于精也。是故气有三：曰宗气也，荣气也，卫气也。精有四：曰精也，血也，津也，液也。神有五：曰神也，魂也，魄也，意与智也，志也，是五脏所藏也。凡此十二者，为之大纲，而其变则通于天地万物，而不可以数纪。

《内经·邪客》曰：五谷入于胃也，其糟粕、津液、宗气，分为三隧。故宗气积于胸中，出于喉咙，以贯心肺，而行呼吸焉。营气者，泌其津液，注之于脉，化而为血，以荣四末，内注五脏六腑，以应刻数焉。卫气者，出其悍气之慓疾，而先行于四末、分肉、皮肤之间，而不休者也。《五味》曰：谷入于胃，其精微者，先出于胃之两焦，以溉五脏，别出两行，营卫之道。其大气之抟而不行者，积于胸中，命曰气海，出于肺，循喉咙，呼则出，吸则入。《营卫生会》曰：谷入于胃，以传与肺，五脏六腑，皆以受气。其清者为营，浊者为卫，营在脉中，卫在脉外，营周不息，阴阳相贯，如环无端。营出中焦，卫出下焦。中焦受气，泌糟粕，蒸津液，化其精微，上注于肺脉，乃化而为血，以奉生身，莫贵于此，故独得行于经隧，命曰营气。营卫者，精气也。血者，神气也。上焦如雾，中焦如沤，下焦如渎。《刺节真邪》曰：气积于胃，以通营卫，各行其道。宗气留于海，其下者注于气街，其上者走于息道。《决气》曰：两神相搏，合而成形，常先身生，是谓精。上焦开发，宣五谷味，熏肤、充身、泽毛，若雾露之溉，是谓气。腠理发泄，汗出溱溱，是谓津。谷入气满，淖泽注于骨，骨属曲伸，泄泽，补益脑髓，皮肤润泽，是谓液。中焦受气取汁，变化而赤，是谓血。壅遏营气，令无所避，是谓脉。《五癃津液别》曰：水谷入口，输于肠胃，其味有五，各注其海，其液别为五，各走其道。故三焦出气，以温肌肉，充皮肤，为其津；其流而不行者，为液。天暑衣厚则腠理开，故汗出；天寒衣薄，腠理闭，气湿不行，水下溜于膀胱，则为溺与气。悲哀气并，则为泣。中热胃缓，则为唾。《本神》曰：天之在我者德也，地之在我者气也，德流气薄而生者也。故生之来谓之精，两精相搏谓之神，随神往来谓之魂，并精出入谓之魄，所以任物谓之心，心有所忆谓之意，意有所存谓之志，因志而存变谓之思，因思而远慕谓之虑，因虑而处物谓之智。《天年》曰：血气已和，营卫已通，五脏已成，神气舍心，魂魄毕具，乃成为人。《本脏》

曰：人之血气精神者，所以奉生而周于性命者也。经脉者，所以行血气而营阴阳，濡筋骨利关节者也。卫气者，所以温分肉，充皮肤，肥腠理，司开合者也。志意者，所以御精神，收魂魄，适寒温，和喜怒者也。是故血和则经脉流行，营复阴阳，筋骨劲强，关节清利矣。卫气和则分肉解利，皮肤调柔，腠理致密矣。志意和则精神专直，魂魄不散，悔怒不起，五脏不受邪矣。寒温和则六腑化谷，风痹不作，经脉通利，肢节得安矣。此人之常平也。五脏者，所以藏精、神、血、气、魂、魄者也。六腑者，所以化水谷而行津液者也。此人之所以具受于天者，无智愚贤不肖，不能相倚也。伟哉论也！美矣！备矣！

其合之于五脏，则有肝木、心火、脾土、肺金、肾水，五行之气之不同也；有肝泪、心汗、脾涎、肺涕、肾唾，五液之精之各足也；有肝魂、心神、脾意、肺魄、肾志，五蕴之神之至灵也。其为变也，气之乱，则为五胀出《灵枢·胀论》，为癫厥；精之乱，则为五水，为淋浊；血之乱，则为痈疽，为积聚，为衄衉，为咯血；神之乱也，精神虚而相并，并于心则喜，并于肺则悲，并于肝则忧，并于脾则畏，并于肾则恐。纷纭纠错，盖有不可以数计而口辨者。而兹乃括之以三气、四精、五神者，何也？道其常而已矣。其常奈何？气者，无形而有机者也。以其机之所动，有三焦之分出也。精者，有形者也。有形则有质，以其质之所别，有四等之不同也。

神者，无形无机而有用者也。以其用之所成，故推见五性之大本也。

卫气者，本于命门，达于三焦，以温肌肉、筋骨、皮肤，慓悍滑疾，而无所束者也。营气者，出于脾胃，以濡筋骨、肌肉、皮肤，充满推移于血脉之中而不动者也。宗气者，营卫之所合也，出于肺，积于气海，行于气脉之中，动而以息往来者也。是故卫气者，热气也。凡肌肉之所以能温，水谷之所以能化者，卫气之功用也。虚则病寒，实则病热。营气者，湿气也。凡经隧之所以滑利，发肤之所以充润者，营气之功用也。虚则皴揭槁涩，实则淖泽胕肿，光浮于外。《卫气失常》曰：营气沛然者，病在血脉。宗气者，动气也。凡呼吸言语声音，以及肢体运动、筋力强弱者，宗气之功用也。虚则短促少气，实则喘喝胀满。凡人之身，卫气不到则冷，荣气不到则枯，宗气不到则痿痹而不用。此三者，《内经》谓之肉苛，谓其枯槁缩瑟，而光彩不发也。故卫气有寒热病；营气有湿病、燥病；宗气有郁结病，有劳倦病。三气互为体用，有两得而无两离者也。

秦景明曰：气犹火也，水谷犹薪也；火大则能化薪，薪多则益能生火。此先天后天，还相为质者也。故热气蒸则湿气生，湿热盛则动气疾，而热亢则孔窍生烟，湿胜则水精不布。世谓补火即是补气，又谓降气即是降火，是止言卫气而已。柯韵伯曰：水谷之精气，行于脉中者为营气；其悍气行于脉外者为卫气；大气之积于胸中而司呼吸者为宗气，是分后天运用之元气而为三也。又外应皮毛，协营卫而主一身之表者，为太阳膀胱之气；内通五脏，司治节而主一身之里者，为太阴肺金之气；通行内外，应腠理而主一身之半表半里者，为少阳三焦之气，是分先天运行之元气而为三也。是有六气矣，谬立名义，显悖经旨。试思所谓先天三气，何尝越于卫出下焦之外耶？后世言气者，遗宗气而言卫出上焦。其说始于华佗《中藏经》，盖误会《难经》心营、肺卫之义也。《难经》言心营、肺卫者，气行之机，非气出之本也。是故三气者，各有其本，各行其道，而不可相干，失常则变矣。《寿夭刚柔》曰：营之生病也，寒热少气，血上下行。卫之生病也，气痛，时来时去，怫忾贲响，风寒客于肠胃之中，寒痹之为病也，留而不去，时痛而皮不仁。《平人气象》曰：胃之大络，名曰虚里，贯膈络肺，出左乳下，其动应脉，宗气也。其动应衣，宗气泄也。此三气之自敝也。《五乱》曰：气乱于心，则烦心密默，俯首静伏；乱于肺，则俯仰喘喝，接手以呼；乱于肠胃，则为霍乱；乱于胫臂，则为四厥；乱于头，则为厥逆，头重眩仆。《病能》曰：有病怒狂者，病名曰阳厥。阳气者，因暴折而难决，故善怒也。何以知之？阳明者常动，巨阳、少阳不动，不动而动大疾，此其候也。《癫狂》曰：厥逆为病也，足暴清，胸若将裂，肠若将以刀切之。《著至教》曰：三阳独至者，是三阳并至，并至如风雨，上为巅疾，下为漏泄。

《口问》曰：人之自啮舌者，此厥逆上走，脉气辈至也。少阴气至则啮舌，少阳气至则啮颊，阳明气至则啮唇矣。《调经》曰：气血以并，阴阳相倾，气乱于卫，血逆于经，血气离居，一实一虚。血并于阴，气并于阳，故为惊狂；血并于阳，气并于阴，乃为炅中；血并于上，气并于下，心烦惋，善怒；血并于下，气并于上，乱而善忘。气之所并为血虚，血之所并为气虚。血气相失，故为虚焉；血与气并，故为实焉。此数病者，是三气之并而相乱也。《调经》曰：阳虚生外寒者，阳受气于上焦，以温皮肤分肉之间。今寒气在外，则上焦不通；上焦不通则寒气独留于外，故寒栗。阴虚生内热者，有所劳倦，形气衰少，谷气不盛，上焦不行，下脘不通，胃气热，熏胸中，故内热。言劳倦伤气，不能鼓动谷气精微达于周身，是以上下不通。而胃中水谷气热，仅能熏积于胸中也。此隔病之所起也。《生气通天》曰：阳蓄积则当隔，隔者当泻。阳盛生外热者，上焦不通利，则皮肤致密，腠理闭塞，玄府不通，卫气不得泄越，故外热。阴盛生内寒者，厥气上逆，寒气积于胸中而不泻，不泻则温气去，寒独留，则血凝泣，凝则脉不通，其脉盛大以涩，故中寒。《生气通天》曰：阴不胜其阳，则脉流薄疾，并乃狂；阳不胜其阴，则五脏气争，九窍不通。此三气之虚实相胜，所谓阴虚阳往，营竭卫降，即其事也。

精之以精、血、津、液，列为四者，何也？《本神》曰：五脏主藏精者也，故统谓之精。夫血者，水谷之精微，得命门真火蒸化，以生长肌肉、皮毛者也。凡人身筋骨、肌肉、皮肤、毛发有形者，皆血类也。精者，血之精微所成，生气之所依也。生气者，卫气之根，即命门真火是也，精竭则生气绝矣。髓与脑，皆精之类也。津亦水谷所化，其浊者为血，清者为津，以润脏腑、肌肉、脉络，使气血得以周行通利而不滞者此也。凡气血中，不可无此，无此则槁涩不行矣。发于外者，泪、唾、汗，皆其类也。小便，其糟粕也。液者，淖而极厚，不与气同奔逸者也。亦水谷所化，藏于骨节筋会之间，以利屈伸者。其外出于孔窍，曰涕、曰涎，皆其类也。四者各有功用，而体亦不同。血之质最重浊；津之质最轻清；而液者清而晶莹，厚而凝结，是重而不浊者也；精者合血与津液之精华，极清极厚，而又极灵者也，是神之宅也。西医谓精中有三物：一曰虫，能蠕动者，男女交媾，即此虫与女精合而成形也；一曰珠，极细极明而中空，精平方一寸，约有珠五百颗；一曰白汁，极明而淖，珠与虫皆藏汁中。汁与珠二者，其于交媾结形，不知何用也？西医徒恃窥测，而不能明理，虽曰征实，然未免滞于象矣。

四者之在人身也，血为最多，精为最重，而津之用为最大也。内之脏腑筋骨，外之皮肤毫毛，即夫精也、血也、液也，莫不赖津以濡之，乃能各成其体而不敝。津枯则精血可粉，毛发可折。故《决气》曰：精脱者，耳聋。气脱者，目不明。津脱者，腠理开，汗大泄。液脱者，骨属屈伸不利，色夭，脑髓消，胫酸，耳数鸣。血脱者，色白，夭然不泽，其脉空虚。《经脉别论》曰：饮食饱甚，汗出于胃；惊而夺精，汗出于心；持重远行，汗出于肾；疾走恐惧，汗出于肝；摇体劳苦，汗出于脾。此非汗出于脏也，各因其脏气之动，鼓津以外出也。《营卫生会》曰：夺血者无汗，夺汗者无血。夫汗即津也，其与血，非一物也。而有无相应者？气相应也。故三气为阳，而营为阳之阴，以气与津并也。四精为阴，而津为阴之阳，以津随气行也。《生气通天》曰：阳气者，烦劳则张，精绝，辟积于夏，使人煎厥。目盲不可以视，耳闭不可以听，溃溃乎若坏都，都，堤防也。高士宗曰国都。汩汩乎不可以止。精绝者，津耗也。叶香岩《温热论》谓养阴不在补血，而在生津。王孟英释之曰：此增水行舟之法也。有味乎其言之也。

　　五神者，血气之性也。喜、怒、思、忧、恐，本于天命，人而无此，谓之大痴，其性死矣。然而神之病，其变不可测，而又最不易治，则其本末不可不知也。大抵神之充也，欲其调；神之调也，欲其静。《痹论》曰：阴气者，静则神藏，躁则消亡。《生气通天》曰：阳气者，静则养神，柔则养筋。柔者，动而和也。又曰：阳气者，大怒则形气绝，形气乖离。血菀于上，使人薄厥。有伤于筋，纵，其若不容。《阴阳应象》曰：暴怒伤阴，暴喜伤阳，厥气上行，满脉去形，喜怒无度，生乃不固。故《四气调神》篇大义，所恶者逆，而所以奉生、奉长、奉收、奉藏者，必赖乎豫也。故《阴阳应象》曰：怒伤肝，悲胜怒；喜伤心，恐胜喜；思伤脾，怒胜思；忧伤肺，喜胜忧；恐伤肾，思胜恐。此五性之相制也。《举痛》曰：怒则气上，喜则气缓，悲则气消，恐则气下，惊则气乱，劳则气耗，思则气结。此五性之病机也。《本神》曰：肝藏血，血舍魂，虚则恐，实则怒；脾藏营，营舍意，虚则四肢不用，五脏不安，实则腹胀，泾溲不利；心藏脉，脉舍神，虚则悲，实则笑不休；肺藏气，气舍魄，虚则鼻塞不利，少气，实则喘喝，胸盈仰息；肾藏精，精舍志，虚则厥，实则胀。此五性之病之虚实也。脾、肺、肾三脏，不言神病者，已具肝、心二脏之病之中，可推而知也。又曰：心怵惕思虑则伤神，神伤则恐惧自失，破䐃脱肉，毛悴色夭，死于冬。脾忧愁不解则伤意，意伤则悗乱，四肢不举，毛悴色夭，死于春。肝悲哀动中则伤魂，魂伤则狂妄不精，不精则不敢正当人，阴缩而挛筋，两胁骨不举，毛悴色夭，死于秋。肺喜乐无极则伤魄，魄伤则狂，狂者意不存人，皮革焦，毛悴色夭，死于夏。肾盛怒不止则伤志，志伤则善忘其前言，腰脊不可以俯仰屈伸，毛悴色夭，死于长夏。恐惧而不解则伤精，精伤则骨酸痿厥，精时自下。故五脏主藏精者也，不可伤，伤则失守而阴虚，阴虚则无气而死矣。此五性之病因、病形与其死期也。经曰死于秋、死于冬，则治之不当用秋、冬之剂可知矣；经曰死于春、死于夏，则治之不得用春、夏之剂可知矣。

秋、冬之剂者，寒燥敛降之剂也；春、夏之剂者，温热升散之剂也。此治法之可以对观而得也。《邪气脏腑病形》曰：愁忧恐惧则伤心。形寒寒饮则伤肺。有所堕坠，恶血留内，有所大怒，气上而不下，积于胁下，则伤肝。有所击仆，若醉入房，汗出当风，则伤脾。有所用力举重，若入房过度，汗出浴水，则伤肾。《经脉别论》曰：夜行则喘出于肾，淫气病肺。有所堕恐，喘出于肝，淫气害脾。有所惊恐，喘出于肺，淫气伤心。度水跌仆，喘出于肾与骨。当是之时，勇者气行则已，怯者则著而为病也。此又外之不节，以伤其内，孟子所谓蹶者、趋者是气，而反动其心者也。凡察病机，惟鬼来克身，与子来泄气，二者其势最重。华佗曰：如心病入肝，是亦难治，子不合乘母之逆也。所谓思虑伤心，盛怒伤肾是也。又神病多征于梦，《灵枢·淫邪发梦篇》是其义也。

大气者，精之御也。精者，神之宅也。神者，气与精之华也。各生于五脏，而五脏之中，又各有所主。是故气之主，主于命门；精之主，主于肾；神之主，主于心，而复从于胆。《难经》曰：寸口脉平而死者，何也？然：诸十二经脉者，皆系于生气之原。所谓生气之原者，谓十二经之根本也，谓肾间动气也。此五脏六腑之本，十二经脉之根，呼吸之门，三焦之原。一名守邪之神。故气者，人之根本也。根绝则茎叶枯矣。寸口脉平而死者，生气独绝于内也。又曰：脐下肾间动气者，人之生命也，十二经之根本也，故名曰原。三焦者，原气之别使也，主通行三气，经历于五脏六腑。又曰：命门者，精神之所舍，原气之所系也，男子以藏精，女子以系胞。此所谓气主于命门者也。《上古天真》曰：肾者主水，受五脏六腑之精而藏之，故五脏盛，乃能泻。《六节脏象》曰：肾者主蛰，封藏之本，精之处也。此所谓精主于肾者也。《灵兰秘典》曰：心者君主之官，神明出焉。肺者相傅之官，治节出焉。肝者将军之官，谋虑出焉。胆者中正之官，决断出焉。膻中者臣使之官，喜乐出焉。脾胃者仓廪之官，五味出焉。补遗云：脾者谏议之官，智周出焉。大肠者传道之官，变化出焉。小肠者受盛之官，化物出焉。肾者作强之官，伎巧出焉。三焦者决渎之官，水道出焉。膀胱者州都之官，津液藏焉，气化则能出矣。凡此十二官者，不得相失也，故主明则下安，主不明则十二官危，使道闭塞而不通，形乃大伤。《经脉别论》曰：太阴脏搏者，用心省真，五脏气少，胃气不平。谓过用其心，伤其真气，致五脏脉气俱少也。《脉经》曰：思虑伤心，其脉弦是也。此所谓神主于心者也。《奇病》曰：口苦者，病名曰胆瘅。夫肝者，中之将也，取决于胆，咽为之使。此人者，数谋虑不决，故胆虚气上溢，而口为之苦矣。《六节脏象》曰：凡十一脏皆取决于胆也。仲景谓心气虚则魂魄妄行。华佗谓胆实热则精神不守。此所谓复从于胆者也。心胆神之主，脑又神之会也，故凡有思忆，则目上注。

又尝论之，气之三也，精之四也，神之五也，此十二者，尤必以营卫为之宰。营卫之生也，各具其体而不可相离也，各成其用而不可相胜也，各行其道而不可相干也。赵晴初曰：津虽阴类，而犹未离乎阳气者也。《内经》谓熏肤、充身、泽毛，若雾露之溉，是谓气。雾露所溉，万物皆润，岂非气中有津乎？验之口中呵气水，愈征气津之不相离矣。气若离乎津，则阳偏胜，即气有余便是火是也。熊三拔《泰西水法》云：凡诸药系草木果蓏谷菜诸部，其有水性者，皆用新鲜物料，依法蒸馏得水，名之为露，以之为药，胜诸干质。诸露皆是精华，不待胃化脾传，已成微妙，且蒸馏所得，既于诸物体中最为上分，复得初力则气厚势大。夫蒸露以气上蒸而得，虽属水类，而随气流行，体极清轻，以治气津枯耗，其功能有非他药所能及。所谓气津枯耗者，伤阴化燥，清窍干涩。《内经》谓九窍者，水注之气。干涩者，病人自觉火气从口鼻出，是津离乎气，而气独上注者也。所谓其体不可相离者此也。柯韵伯谓气上腾便是水，此语最足玩味。盖阴气凝结，津液不得上升，以致枯燥。治宜温热助阳，俾阴精上交阳位，如釜底加薪，釜中之水气上腾，其润泽有立至者。仲景以八味丸治消渴，即此义也。但枯燥有由于阴竭者，必须大剂濡养，如救焚然。故同一枯燥，而有阴凝、阴竭之分，二证霄壤，至宜细审，不可误也。所谓其用不可相胜者此也。微火缓烘，即令物燥，而盛火急炙，转令物润，故阴凝而见燥化者，当加大热品于清润之中，则力能蒸腾其气以开结而回阳，若但取小温小润，谬谓和平，而不知真阴转暗为所伤矣。病势日进，遂谓病不受温，改用清凉，致人于死，可叹也！赵晴初谓病重药轻，亦能增病，即此类也。此又始于相胜，成于相平者也。

气行之乱也，大率卫强营弱，营为卫扰而不得宁，而卫之为荣所滞者，则惟水肿一端而已。卫气之窜入营道也，乱之于在表肌腠之隙，则令人汗出而不可止，所谓卫气不共营气和谐也。<small>风鼓其卫，不能自固，津随气行，而亦外越。</small>以桂枝汤复发其汗则愈，不得援有汗禁汗之常例矣。乱于在里血络之隙，则令人血涌倾碗盈盘而不可御。<small>或寒束其脉，血无所容；或痰壅其脉，血不能行；或火鼓其气，血为之奔逸而外溢。下文泄肺、肝，是治火盛。若痰壅，则宜兼温疏；若寒束，更重用温散矣。世医概用清降，以致成劳而死。《内经·示从容》曰：脉急者血泄，血无所行也。此理甚明，恨无知者。</small>叶香岩治涌血，必先泄肺者，是急泄卫气也，然不如泄肝为尤切。二者皆气在于隙，故皆有所泄也。若气乱于大经之中，其机向外，而无所泄也，则壅盛于四肢，而逾垣上屋之事见矣。所谓巨阳、少阳，其动大疾，病为怒狂也。其机向内而无所泄也，则壅塞于脏腑，而昏厥颠仆之事见矣。更有气并于气之细络，而胀闷不堪，致生自啮自刃之变者；又有气滞于血之细络，而怫郁不解，致成为痒、为疹之灾者。至于营竭道涩，而卫气内伐，则不瞑；营盛肤湿，而卫气久留，则多卧。<small>《内经》谓胃不和则卧不安。《中藏经》谓胆热则多睡，胆冷则无眠。</small>温病逆传心包，则神昏谵妄，此津伤而神机不利，清气不生也。经曰：津液相成，神乃自生。神借津以养也。是又因气之盈亏，而神为之累矣。盈亏虽殊，总由于推行不利而已矣。此气之失其道而相干者也。

升降出入论

《六微旨论》曰：出入废则神机化灭，升降息则气立孤危。故非出入则无以生长壮老已，非升降则无以生长化收藏。升降出入，无器不有，器散则分之，生化息矣。王氏释之曰：凡窍横者，皆有出入去来之气；窍竖者，皆有阴阳升降之气往复于中。即如壁窗户牖，两面伺之，皆承来气冲击于人，是则出入气也。西医谓人居室中，不可两面开窗，则人之中气，为往来之气所冲击不能支，即头空痛矣。又如阳升则井寒，阴升则水暖，以物投井，及叶坠空中，翩翩不疾，皆升气所碍也。虚管溉满，捻上悬之，水固不泄，为无升气而不能降也。空瓶小口，顿溉不入，为气不出而不能入也。可谓发挥尽致矣。刘河间曰：皮肤之汗孔者，谓泄汗之孔窍也。一名气门，谓泄气之门户也。一名腠理，谓气液之隧道纹理也。一名鬼门，谓幽冥之门也。一名玄府，谓玄微之府也。然玄府者，无物不有，人之脏腑、皮毛、肌肉、筋膜、骨髓、爪牙，至于万物，悉皆有之，乃出入升降道路门户也。经曰：升降出入，无器不有。故知人之眼、耳、鼻、舌、身、意、神、识，能为用者，皆由升降出入之通利也。有所闭塞，则不能用也，故目无所见，耳无所闻，鼻不闻香，舌不知味，筋痿、骨痹、爪退、齿腐、毛发堕落、皮肤不仁、肠胃不能渗泄者，悉由热气怫郁，玄府闭塞，而致津液、血脉、荣卫、清浊之气不能升降出入故也。各随怫郁微甚，而为病之大小焉。李东垣曰：圣人治病，必本四时升降浮沉之理，权变之宜，必先岁气，无伐天和。经谓升降浮沉则顺之，寒热温凉则逆之。仲景谓阳盛阴虚，下之则愈，汗之则死；阴盛阳虚，汗之则愈，下之则死。大抵圣人立法，且如升阳或散发之剂，是助春夏之阳气令其上升，乃泻秋冬收藏殒杀寒凉之气。此升降浮沉之至理也。天地之气，以升降浮沉，乃生四时。如治病，不可逆之。故顺天者昌，逆天者亡。夫人之身，亦有四时天地之气，不可只认在外，人亦体同天地也。《吴医汇讲》引蒋星墀说曰：《伤寒论》所谓传经，即是出入精义。盖正气出入，由厥阴而少阴、太阴，而少阳、阳明、太阳，循环往复。六淫之邪，则从太阳，入一步，反归一步，至厥阴而极。此邪气进而正气退行，不复与外气相通，故开、合、枢三者最为要旨。见《素问·阴阳离合论》、《灵枢·根结篇》中。分言之，为出入，为升降；合言之，总不外乎一气而已矣。观东垣《脾胃论》浮沉补泻图，以卯酉为道路，而归重于苍天之气。考其所订诸方，用升、柴、苓、泽等法，实即发源于长沙论中葛根、柴胡、五苓之意，引而伸之，所谓升之九天之上，降之九地之下。虽内伤、外感殊科，而于气之升降出入，则无以异耳！吴鞠通《温病条辨》有曰：风之体不一，而风之用亦殊。春风自下而上，夏风横行空中，秋风自上而下，冬风刮地而行。其方位也，则有四正、四隅，此方位之合于四时八节也。诸家之论，阐发无余蕴矣。

升降出入者，天地之体用，万物之橐龠，百病之纲领，生死之枢机也。兹更举天地之气、人身之气，与夫脉象、病机、治宜，一一而条析之。

四时之气，春生、夏长、秋收、冬藏。其行也，如轮之转旋，至圆者也。如春气自下而上，直行者，是冬气横敛已极，坚不可解，若径从横散，则与冬气骤逆矣。气不可逆也，故先从直行以活其机，而后继以夏之横散也。夏气疏散已极，若径从横敛，又与夏气骤逆矣。转旋之机不可骤也，故先以秋之直降，而后继以冬之横敛也。所以然者，各以其横行、直行之极也。直行极，则不可以径从直升、直降，而必先有横行开合之气以疏之；横行极，则不可以径从横散、横敛，而必先有直行浮沉之气以达之。若直行未极，则升者未尝不可以直降，降者未尝不可以直升；横行未极，则散者未尝不可以横敛，敛者未尝不可以横散。即如春日未尝无秋风，而春之后，决不可继以秋也；夏日未尝无冬风，而夏之后，决不可继以冬也。此天地四时斡旋之机妙也。

人身肌肉筋骨，各有横直腠理，为气所出入升降之道。升降者，里气与里气相回旋之道也；出入者，里气与外气相交接之道也。里气者，身气也；外气者，空气也。鼻息一呼，而周身八万四千毛孔，皆为之一张；一吸，而周身八万四千毛孔，皆为之一翕。出入如此，升降亦然，无一瞬或停者也。《内经》曰：阳在外，阴之使也；阴在内，阳之守也。又曰：阳气者，卫外而为固也；阴气者，藏精而起亟也。此出入之机也。又曰：天地之精气，其大数常出三而入一，故谷不入，半日则气衰，一日则气少矣。此出入之数也。《推求师意》曰：在肝则温化，其气升；在心则热化，其气浮；在脾则冲和之化，其气备；在肺则凉化，其气降；在肾则寒化，其气藏。《内经》曰：浊气在上，则生膜胀；清气在下，则生飧泄。又曰：夏暑汗不出，秋成风疟。冬不藏精，春必病温。此升降出入之常变也。内而脏腑，外而肌肉，纵横往来，并行不悖，如水之流，逝者自逝，而波浪之起伏自起伏也。

其合四时也，春则上升者强，而下镇者微矣；夏则外舒者盛，而内守者微矣；秋则下抑，而上鼓者微矣；冬则内敛，而外发者微矣。此其常也。逆冬气，则奉生者少矣；逆春气，则奉长者少矣；逆夏气，则奉收者少矣；逆秋气，则奉藏者少矣。太过不及，皆为逆也，此其变也。故圣人必顺四时，以调其神气也。

其在脉象，则有三部九候。三部者，寸关尺也，以候形段之上下，以直言之也。九候者，浮中沉也，以候形层之表里，以横言之也。病在上则见于寸，在下则见于尺；病在里则见于沉，在表则见于浮；里寒外热，则沉紧浮缓，里热外寒，则沉缓浮紧；上虚下实，则寸小尺大，上实下虚，则寸强尺弱。此脉象之大略也。

其在病机，则内伤之病，多病于升降，以升降主里也；外感之病，多病于出入，以出入主外也。伤寒分六经，以表里言；温病分三焦，以高下言，温病从里发故也。升降之病极，则亦累及出入矣；出入之病极，则亦累及升降矣。故饮食之伤，亦发寒热；风寒之感，亦形喘喝。此病机之大略也。

至于治法，则必明于天地四时之气，旋转之机，至圆之用，而后可应于无穷。气之亢于上者，抑而降之；陷于下者，升而举之；散于外者，敛而固之；结于内者，疏而散之。对证施治，岂不显然而易见者乎？然此以治病之轻且浅者可耳！若深重者，则不可以径行，而必有待于致曲。夫所谓曲者，何也？气亢于上，不可径抑也，审其有余不足：有余耶，先疏而散之，后清而降之；不足耶，先敛而固之，后重而镇之。气陷于下，不可径举也，审其有余不足：有余耶，先疏而散之，后开而提之；不足耶，先敛而固之，后兜而托之。气郁于内，不可径散也，审其有余不足：有余者，攻其实而汗自通，故承气可先于桂枝；不足者，升其阳而表自退，故益气有借于升、柴。气散于外，不可径敛也，审其有余不足：有余者，自汗由于肠胃之实，下其实而阳气内收；不足者，表虚由于脾肺之亏，宣其阳而卫气外固。此皆治法之要妙也。苟不达此，而直升、直降、直敛、直散，鲜不偾事矣！尝忆先哲有言，胸腹痞胀，昧者以槟榔、枳、朴攻之，及其气下陷，泄利不止，复以参、芪、升、柴举之，于是气上下脱而死矣。此直升、直降之祸也。况升降出入，交相为用者也，用之不可太过。当升而过于升，不但下气虚，而里气亦不固，气喘者将有汗脱之虞矣；当降而过于降，不但上气陷，而表气亦不充，下利者每有恶寒之证矣；当敛而过于敛，不但里气郁，而下气亦不能上朝；当散而过于散，不但表气疏，而上气亦不能下济矣。故医者之于天人之气也，必明于体，尤必明于用；必明于常，尤必明于变。物性亦然：寒热燥湿，其体性也；升降敛散，其功用也。升、柴、参、芪，气之直升者也；硝、黄、枳、朴，气之直降者也；五味、山萸、金樱、覆盆，气之内敛者也；麻黄、桂枝、荆芥、防风，气之外散者也。此其体也。而用之在人，此其常也。而善用之，则变化可应于不穷；不善用之，则变患每生于不测。王汉皋论温病大便秘，右寸洪实，而胸滞闷者，宜枳、朴、菔子横解之，苏子、桔梗、半夏、槟榔竖解之。其言横解、竖解是矣，其所指诸药，则未是也。即东垣诸方，惯用升、柴、枳、朴，亦未免直撞之弊。若洁古枳术丸，以荷叶烧饭为丸，则有欲直先横之妙矣。吁！医岂易言者乎？

又尝论之，气之开合，必有其枢。无升降则无以为出入，无出入则无以为升降，升降出入，互为其枢者也。故人之病风寒喘咳者，以毛窍束于风寒，出入之经隧不利，而升降亦迫矣。病尸厥卒死者，以升降之大气不转，而出入亦微矣。《生气通天》曰：大怒则血菀于上，使人薄厥。《调经》曰：血气并走于上，则为大厥。扁鹊曰：阳脉下队，阴脉上争，会气闭而不通，阴上而阳内行，下内鼓而不起，上外绝而不为使，上有绝阳之络，下有破阴之纽，破阴、绝阳之色已废，脉乱，故形静如死状。凡人出入之气，本微于升降，升降既息，出入更微矣。故扁鹊谓当闻其耳鸣而鼻张，循其两股以至于阴，当尚温也。此所谓出入更微者也。

又尝著《左右阴阳论》、《劳瘵证治论》，文义浅陋，而与此相发。

其论左右阴阳曰：朱丹溪谓脾具坤静之体，而有乾健之运，故能使心、肺之阳降，肝、肾之阴升，而成地天交之泰矣。近世黄元御著书，专主左升右降立说，以为心、肺阳也，随胃气而右降，降则化为阴；肝、肾阴也，随脾气而左升，升则化为阳。故戊己二土中气，四气之枢纽，百病之权衡，生死之门户，养生之道，治病之法，俱不可不谨于此。其书八种，直将《素问》、《灵枢》、《伤寒》、《金匮》、《本草》五大部圣经，俱笼入左升右降四字之中。盖自以为独开生面，得《内经》左右阴阳道路之奥旨矣。窃思《内经》之论阴阳也，不止言升降，而必言出入。升降直而出入横，气不能有升降而无出入，出入废则升降亦必息矣。止论升降，不论出入，是已得一而遗一，况必以升降分属左右，则尤难通之义也。左右俱有阴阳，俱有升降。尝推求西医所论人身脉络功用，与夫气血之流行，合之《内经》大旨，荣行脉中，卫行脉外，荣气是随六阴、六阳之经循环往来，终而复始，即以经脉之升降为升降也，卫气不拘于经，行于手足六阳之部分则上升，行于手足六阴之部分则下降，是表升而里降也。《内经》以左右为阴阳之道路，未尝以左即升、右即降也。其义如寸口候阴，主中；人迎候阳，主外：举其大概而已。脉法又以左尺主膀胱、前阴；右尺主大肠、后阴。其于《内经》背阳腹阴，将何以合之？故确求升降之道路，止当分表里，而无分于左右也。或曰：人之患半身不遂者，何也？曰：半身不遂，是横病，不是直病。何以言之？人身腠理毛窍，在左边者，俱左外向，在右边者，俱右外向，前自鼻柱，后自脊骨，截然中分。故人侧卧，汗出显有界畔者，因侧卧，则向上半边毛窍热气上蒸，向下半边毛窍热气不能下蒸也。《内经》曰：汗出偏沮，使人偏枯。故偏枯者，横气不能左右相通也；下痿者，直气不能上下相济也。左有左之升降，右有右之升降；上有上之升降，下有下之升降；上下左右，又合为一大升降者也。是故先天八卦，坎离分东西，此左阳右阴之义也；后天八卦，坎离分南北，此表升里降之义也。即如人身，热气蒸腾，只是向上，其表升可知也；水谷入胃，糟粕下传，此必有气以行之，其里降可知也。经必以左右分阴阳者，日月升于东，降于西，人为日月所照，气亦随之而转旋。表之升也，动于左而右随之；里之降也，动于右而左随之。左则表升之力强，右则里降之力强耳！经谓人左手足不及右强，右耳目不及左聪明者，亦此意也。

其论劳痹证治曰：痹者，闭也。其病有二：有虚劳之痹；有积聚、痈疽、麻木、疼痛之痹。其积聚、痈疽、麻木、疼痛之痹，有在经络者，有在脏腑者，前人论之详矣。《内经》、《中藏经》诸篇，可熟读也。至于虚劳之痹，即俗所谓干血劳者。人身外而经络，内而脏腑，其气不外五行。自上而下直分之，有直五行，即直五层，一肺、二心、三脾、四肝、五肾也；自外而内横分之，有横五行，即横五层，亦一肺、二心、三脾、四肝、五肾也。《内经》升降息则气立孤危，言直也；出入废则神机化灭，言横也。脉法：左寸心、关肝、尺肾，右寸肺、关脾、尺命，亦言直也；三菽肺，六菽心，九菽脾，十二菽肝，按之至骨肾，亦言横也。升降出入，虽分横直，统归于阴阳之嘘吸而已。人病虚劳，直气不能布于周身。若阴气先伤，则吸力先微，内不能至肾至肝而还，而有骨痿之事矣；若阳气先伤，则呼力先微，外不能至肺至心而还，而有皮聚毛悴之事矣。所谓肝肾心肺者，谓分野之表里浅深也。如是则脉行十六丈二尺为一周者，其数有不盈矣；不盈则升降出入之期促，故脉数也。《难经》论损至之脉曰：一呼三至，至一呼六至，此至之脉也；一呼一至，至四呼一至，此损之脉也。至脉从下上，损脉从上下。损脉之为病，始于皮聚毛落，而极于骨痿不能起于床；反此者至之为病也。从下上者，皮聚而毛落者死；从上下者，骨痿不能起于床者死：穷之于其极也。卢子由曰：脉来之损至，即脉至之疾徐，至固不离乎至，损岂独外于至乎？是盖疑虚损之脉，必数而无迟也。扁鹊亦曰：一呼脉四至以上。谓痹者脱脉气，谓失十六丈二尺一周之常经也。然虚损脉迟者甚多，但其情不同。脉数者，血液先败，塞其气道，气悍而不通，故短促也；脉迟者，血液未败，而真气之力不能劲达，如人行路遥，力倦而欲息也。是其病始于气，而未坏有形之血液，故易治，补其气而血自生也；气不能周，反见脉数者，是血坏而气无所归，故难治，补其气而血愈壅也。是故初病即见脉数者，是因痹致虚，血病累气，故曰从下损上，即由里而表也；先脉迟而渐见脉数者，是因虚致痹，气病累血，故曰从上损下，即由表而里也。至于气不能至肾至肺，非全无气也，正气为邪气所据，不能应期而至耳！若全无气，则一脏气绝，五脏俱无以自存矣。此劳痹之大义也。积聚、痈疽、麻木、疼痛之痹，在经络之中，只是两头有气，中间隔塞，其本未伤，疏之而即复矣。譬如一管之中，有物结之，去其结而气自行矣。此实痹之大义也。实痹之治无论矣。劳痹之治，《难经》有曰：损其肺者，益其气；损其心者，调其荣卫；损其脾者，调其饮食，适其寒温；损其肝者，缓其中；损其肾者，益其精。此皆以虚言之也。而劳瘵之为病，往往虚实夹杂。仲景治血痹风气百疾，有薯蓣丸，是补其虚也；有大黄䗪虫丸，是攻其实也。更有外邪久结，证同虚损，如徐灵胎所谓风寒不醒成劳病者。近日凡病咳嗽，辄称肺热，桑叶、麦冬，摇笔即来，生地、知母，满纸俱是，于是阳气日衰，风寒与水饮合力盘踞膻中，渐致夜不伏枕，涎中带红，头面胕肿，呼吸喘促，饮食呕逆，大便溏泄而危矣。故今之病五苓、青龙证者，无不逼入劳损，覆辙相寻，至死不悟。张景岳曰：外感之邪未除，而留伏于经络，饮食之滞不消，而积聚于脏腑，或郁结逆气，有不可散，或顽痰瘀血，有所留藏，病久致羸，似形不足，不知病本未除，还当治本，若误用补，必益其病矣。医能明此，其寡过矣乎！

　　大抵治病必先求邪气之来路，而后能开邪气之去路。病在升降，举之、抑之；病在出入，疏之、固之。或病在升降而斡旋于出入，或病在出入而斡旋于升降。气之上逆，下不纳也；气之下陷，上不宣也；气之内结，外不疏也；气之外泄，内不谐也。故赵晴初曰：人身内外作两层，上下作两截，而内外上下，每如呼吸而动相牵引。譬如攻下而利，是泄其在内之下截，而上截之气即陷，内上即空，其外层之表气连邪内入，此结胸之根也。譬如发表而汗，是疏其在外之上截，而在内之气跟出，内上即空，其内下之阴气上塞，此痞闷之根也。故在上禁过汗，在内慎攻下，此阴阳盈虚消长之理也。

抑吾尤有默会之旨，不欲为外人道，而不得不道也。《内经》以升降出入关于生长壮老已者，何也？本草称日能松物，以絮久曝日中，则松矣，是日有提摄之力也。凡物皆向日，不独葵、藿也。非物有知，日有摄力也。人在日下，其气亦为日所提摄矣。物置地上，久则下陷，以地心有吸力也。人在地上，其气亦为地所吸引矣。至于气之往来于空中，更无一息之或间。庄子曰：人在风中。仲景曰：人因风气而生长。人为风所鼓荡，其气之出入不待言矣。人之初生，合父精母血而成形。其体象地，各有自具之吸力。其力多藏于五脏及骨髓之中，故气能自固于体中而不散也。及其生也，则上为日所摄，下为地所吸，中为风所鼓荡，而日长日壮矣。及其衰也，摄之久而气渐上脱矣，吸之久而气渐下脱矣，鼓荡之久而气渐外散矣，故为老为已也。大抵三气之中，惟地之吸力最强，故人死则体重，以本体不能自主，全为地所吸也。又人死，其尸不可见日，恐复为日气所提摄而尸走也。生人不可与尸骑牛临面，生人身有吸力，恐尸中游气未尽，二气相感而相吸，而亦有尸走之事也。是说也，前人未言，得毋骇俗乎？夫人劳则气动，而心劳则五脏之吸力皆疏，故气易散，而易老易已也。人静则气固而心静，则五脏之吸力尤固，故气常

完而多寿难老也。然则明于斯义，是亦养生之助也，而
又何骇乎？《痹论》曰：阴气者，静则神藏，躁则消亡。
《生气通天》曰：阳气者，静则养神，柔则养筋。《大惑
论》曰：心劳则魂魄散，志意乱。故《经脉别论》叙五
脏喘汗之事，而申其戒曰：四时之病，常起于过用也。
故曰无形无患，与道合同，惟真人也。

承制生化论

天地一倾轧之宇也，阴阳一摩荡之气也，五行一倚
伏之数也，万物一推移之象也，四时一更代之纪也。此
之谓日新，此之谓不息。不制则不生，不胜则不复，而
天地之机息矣，人物之类灭矣。其机不激则不动，不动
则钝而不灵，而阴阳五行积于无用之地矣，天地万物有
不摧裂破坏者乎？《内经·六微旨大论》曰：相火之下，
水气承之；水位之下，土气承之；土位之下，风气承
之；风位之下，金气承之；金位之下，火气承之；君火
之下，阴精承之。亢则害，承乃制，制则生化，外列盛
衰，害则败乱，生化大病。夫曰下曰承云者，此以六气
之步言，其措词不得不如此。若推究万物之体，则所谓
下者，非本体之外，别有所为下也，乃本体之中，自有
此气浑于无间者也。所谓承者，非从其外而附之，乃具
其中而存之者也。何者？天下无一物不备五行，四时无
一刻不备五行之气，但有多寡之数，盛衰之宜。一或运

行有差，则胜者亢，而不胜者害矣。其所以不终于害者，以有制之者也。其制也，非制于既亢之后也。火承以水，则火自有所涵而不越；水承以土，则水自有所防而不滥；土承以木，则土自有所动而不郁；木承以金，则木自有所裁而不横；金承以火，则金自有所成而不顽。承者，隐制于未然，斯不待其亢而害，消于不觉矣。至于制之云者，世皆以为抑其生之过，而不知制者，正以助其生之机也。木得金制，则不致横溢而力专于火矣；火得水制，则不致涣散而精聚于土矣。此言生也。木亢不成火，以其湿也，得金制之，则木燥而火成矣；火亢不成土，以其燥也，得水制之，则火湿而土成矣。此言化也。制也者，万物之所以成始而成终也，既防亢害之后，而又开生化之先，其诸乾坤合辟阴阳不测之妙乎！明斯义也，其于病气胜复倚伏之机，治法气味合和之道，豁然贯通矣乎！谨采先哲之名谈，一得之管见，有关于运气之旨，病机之变，治法之要者，条列于下，以备观览焉。

夫以四时、五行、运气之变也，其机甚微。亢之害也，木亢则土害，土害则水肆而火熄，土愈失发生之源矣；火亢则金害，金害则木横而土微，金愈乏资生之本矣。土、金、水仿此。此亢之害，害及于他者也。亦有亢之害，害反及于身者。史载之曰：经言天火下临，则肺金上从，白起金用，而草乃眚；燥气下临，则肝气上从，苍起木用，而土乃眚。以常所胜论之，则火至而肺病，金至而肝病。今也天火下临，则金以从天之气，而白乃用，故病反生于肝；天金下临，则木以从天之气，而苍乃用，故病反生于脾。举此类推，则厥阴司天，脾气上从，而水斯眚；太阳司天，心气上从，而金斯眚；太阴司天，肾气上从，而火斯眚：皆可知矣。此天度之尊，独异于他。经言天能制色，以其能制胜己，而使不为害。至于司地，则气化之正，各随其证矣。惟胜复之候不同，亦随其气之多寡以求之。胜之为病轻，复之为病重，胜则所不胜者顺受其克，复如报怨仇焉，此不可不知也。如木之受病，本于肺金所制，则不过肺气有余，凌犯于肝，生眼昏、眦痒、耳无所闻、胸痛、体重诸病耳！若乃木化之盛，肝气妄行，大伤于脾，则金必相救，邪反伤肝，能使人体重、烦冤、胸痛引背、两胁满痛引少腹，故经言上应太白星者，谓金之复也。载之之论如此。所谓胜者，亢之害也；所谓复者，承之制也。经曰：风伤肝，燥胜风；热伤气，寒胜热；湿伤肉，风胜湿；燥伤皮毛，热胜燥；寒伤血，湿胜寒。此胜之气也。又曰：风胜则动，热胜则肿，燥胜则干，寒胜则浮，湿胜则濡泻，甚则水闭胕肿。此胜之证也。又曰：有余而往，不足随之；不足而往，有余随之。此复之机也。又曰：胜复盛衰，不能相多也；往来小大，不能相过也；用之升降，不能相无也。又曰：气有余，则制己所胜，而侮所不胜；其不及，则己所不胜，侮而乘之，己所胜，轻而侮之。侮反受邪，侮而受邪，寡于畏也。此胜复之大数也。所以然者，如木亢害土，则土气无所泄而专精于金矣；土亢害水，则水气无所用而积力于木矣。金反报木，而土气得伸矣；木反报土，而水气得伸矣。不但此也，今日之亢，即是前日之制，而今日之制，又为来日之亢，制之不已，则又亢矣，经曰侮反受邪。史载之曰：复之病重者，复之气以积久而力厚，胜之气以发泄而无余也。故经曰：所谓胜至，报气屈伏而未发也，胜至而复，复已而胜，无常数也。故经又曰：无翼其胜，无赞其复。谓治胜气者，宜预安其屈伏，无令复气之反侮也。呜呼！圣人之教深矣。此亢之害，害反及于身者，所谓不戢自焚也。所谓制也，所谓复也，此皆承制之实也。更有承制之虚。实者能生能化，虚者不能生化也。何以言之？承制之实者，木亢而金来制木，实已生化金气来复也；金亢而火来制金，实已生化火气来复也。虚者，乃木亢极，而见金之幻象，其金不但不能制木，而实害土之极也；金亢极，而见火之幻象，其火不但不能制金，而实害木之极也。刘河间曰：疮疡属火，而反腐出脓水者，犹谷、果、肉、菜，热极则腐烂，而溃为污水也。溃而腐烂者，水之化也。所谓五行之理过极，则胜己者反来制之，故火热过极，则反兼于水化也。又曰：诸暴强直，支痛软戾，里急筋缩，皆属于风者，燥金主于紧敛，短缩劲切，风木为病，反见燥金之化，由亢则害，承乃制也。况风能胜湿而为燥也，一部《原病式》，其论皆如此。此承制之虚也。其承制乃亢害，非生化也。易老《保命集》中，所谓兼化之虚象者也。而刘氏乃曰：经云亢则害，承乃制者，谓亢过极，反兼胜己之化，制其甚也。如以火炼金，热极则反为水。五行之理，微则当其本化，甚则兼其鬼贼，如此，是直以亢极之幻象，误为承制之实用矣。认似作是，岂不谬乎？河间所论，乃承制之虚，此辨最精透，自古无人见及。

治病者，于承制之实，必能安其屈伏，而始有防微之功；于承制之虚，必能察其本原，而后为见真之智也。且夫五行之相生相制也，万物由此而成，万法由此而出。故张隐庵有曰：枣色黄味甘，脾家果也。凡木末之实，而为心家果者，生化之道也；木生心火。木末之实，而为脾家果者，制化之道也。木制脾土。盖天地所生之万物，咸感五运六气之生化，明乎阴阳生克之理，则凡物之性，皆可用之而生化于五脏六腑之气矣。故桃为肺之果，核主利肝血；杏为心之果，核主利肺气，皆制化之理然也。本草述大黄条，引卢不远曰：大黄味大苦，气大寒，似得寒水正化，而炎上作苦，苦性走下，不相反乎？《参同》云：五行相克，更为父母。《素问》曰：制则生化。是故五行之体，以克为用。其润下者，正炎上之用乎！则凡心用有所不行，变生痰疾者，舍同类之苦，巽以人之，不能彰其用而复其常也。夫是说也，即《六元正纪》曰：六气之用，各归不胜而为化。故太阴雨化，施于太阳；太阳寒化，施于少阴、少阳；少阴、少阳热化，施于阳明；阳明燥化，施于厥阴；厥阴风化，施于太阴。此有所施，则彼有所奉。所谓太阴雨化，施于太阳者，太阳寒水之用，必受太阴雨化之施，而其用乃成；而太阴雨化之用，亦必受太阳寒水之奉，而其用乃成也。故制也者，六气之所以成己而成物也。卢氏不引《内经》而引《参同》，舍近取远，非引掖后学之道也。此生物之体性也。

至于制方之法，则柯韵伯论四神丸方义，有曰：鸡鸣至平旦，天之阴，阴中之阳也。阳气当至不至，虚邪得以留而不去，故作泻于黎明。其由有四：一为脾虚不能制水；一为肾虚不能行水。故二神丸君补骨脂之辛燥者，入肾以制水；佐肉豆蔻之辛温者，入脾以暖土；丸以枣肉，又辛甘发散为阳也。一为命门火衰，不能生土；一为少阳气虚，无以发陈。故五味子散君五味子之酸温，以收坎宫耗散之火，少火生气，以培土也；佐吴茱萸之辛温，以顺肝木欲散之势，为水气开滋生之路，以奉春生也。此四者，病因虽异，而见症则同，皆水亢为害。二神丸是承制之剂，五味散是化生之剂也。二方理不同而用则同，故可互用以助效，亦可合用以建功。合为四神丸，是制生之剂也，制生则化，久泄自瘳矣。此制方之法，必本于五行承制生化之理也。若此者，皆往哲之名论，或论运气，或论物性，或论病机，或论方法，亦云备矣。

至于平日读书之管见，则有论五行体性、功用，与病机吉凶、缓急之篇。曰：肝主东方风木，其体温润，是土气也。木克土，即为土所供奉也。其性疏泄，是木之正气也。其用燥，凡湿得风则干，是金气也。金克木，木含金气即为金所制伏，不使疏泄太过也。心主南方火热，其体干燥，凡物必干燥始能著火，又物得火则坚，是金气也。火克金，即为金所供奉也。其性大热，是火之正气也。其用蒸，凡物为火所逼则潮，是水气也。水克火，火含水气即为水所制伏，不使炎热太过也。脾主中央湿土，其体淖泽，是水气也。土克水，水为土之奴，当供奉夫土者也。其性镇静，是土之正气也。静则易郁，必借木气以疏之，土为万物所归，四气具备，而求助于水与木者尤亟。何者？土不可燥，亦不可郁，故脾之用主于动，是木气也。肺主西方燥金，其体劲洁，是木气也。其性清肃，是金之正气也。其用酷烈，酷暑烈火，火使人畏，金亦使人畏，是金中有火神也。火有光明，金亦有光明者也。肾主北方寒水，其体流动，是火气也。其性沉下，是水之正气也。其用温润，是土气也。由是观之，五行之中，各有五行，不待外求，而本体自足。此天地相生相成，自然之数，当然之常也，停停匀匀，不偏不倚，至于有变，则为病矣。变者，谓自病而所不胜者乘之，与自病而乘所胜者，皆是也。二者吉凶缓急，前人皆混统立说，未曾分析。今吾思之，凡自病而所不胜者乘之，其吉凶未可知，而其势必缓也；自病而乘所胜者，其势急而必凶矣。何以言之？自病则本当为人所乘，其势顺；自病而反能乘人，其势逆也。其顺逆奈何？正虚与邪实之别也。正虚者，脾土虚则肝木盛，心火虚则肾水盛，肝、肾本无邪，本无意来克脾、克心，不过五脏之气，此亏则彼溢，有互相挹注之势，故土虚不运，则木气满闷；火气不扬，则水气寒凝耳！其病在自虚之脏，而不在来乘之脏也。其吉凶不可知者，何也？谓自虚之脏气微，则相生之力微，但以药助之，而可复矣，并无事泻来乘之脏也。是其治最易，而无待辗转斡旋也。必自虚之脏气竭，而后相生之力竭，而不可为矣，故曰其势缓也。邪实者，肝邪实则克土，不必土脏之虚也，而径克之；肾邪实则克火，不必火脏之虚也，而径克。克之则传之，七传而生气绝矣。其绝也，不待其七传而知也，当其初传，而预决之矣。何也？有病之脏，本不当力能乘人，今其力能乘人者，邪盛而本脏之元气已绝，不能自主，惟邪气之所欲为而肆行无忌也。若本脏元气未绝，则自能监制邪气，不使横溢至此矣。本脏气绝，则生生之源竭，而所胜之脏失其所恃，故克而传之易易也。如肝邪实，则肝之正气不能生火，而土之化源已虚，肝邪来逼，略无救援，既经传脾，肝脾合气，邪力愈大，正气愈微，势如破竹，初或数日而传一脏，继则一日而传一脏，或一日而传数脏矣。当其初传，化源已绝，用药补泻，皆穷于无可施，故曰其势凶而急也。何也？所谓邪实者，以其得母气之生助也。肝挟水邪而克土，则火不能生；脾

挟火邪以克水，则金不能助故也。是同一相乘相克，而
其吉凶缓急，如是悬隔，临诊决病，视人生死，其可不
尽心乎？故越人、仲景论治未病，皆曰见肝之病，必先
实脾，是当其未传而急防之也。急防云者，抑木之亢，
扶土之衰，仍资火气，以导木之去路，培土之来源。其
法攻补兼施，辗转斡旋，如隔二隔三，泻南补北，良工
心苦，正为此耳！至如薛立斋、张景岳辈，每曰补正则
邪自去。此乃自虚而为人所乘者，变因自虚，人本无
邪，故直补本宫，无事诛伐也。

　　又尝论寒者热之，热者寒之，微者逆之，甚者从
之，假者反之之义，曰：前贤有言，实热以苦寒折之，
虚热以甘温除之。用苦寒者，是热者寒之、微者逆之之
义也；用甘温者，是假者反之之义也。又言阴盛格阳，
阳盛格阴，则先其所主，伏其所因，或寒药而热服，或
热剂而寒佐，是甚者从之之义也，所谓反佐是也。此三
者，逆之义为最显，从之义前贤发之为最详，独所谓假
者反之，自昔未有笃论，而又往往混于甚者从之之中，
漫无分别。不揣狂愚，聊献一得，以质高明。即如甘温
除大热一事，岂真大热而可用甘温耶？是必虚热也。夫
所谓虚者，何也？气虚则必寒，寒非热也；血虚则必
燥，燥为次寒，亦非热也。其热何也？是亢极而见胜己
之化也。燥为金气，热为火气，寒为水气。燥之化热，
是化其所不胜，以火克金，即经之所谓承也；寒之化
热，是化其所胜，火反侮水，即仲景之所谓横，是阴阳

二气之对化也。虚热生于寒，燥热由虚生。虚、热二字，当折看，不当连读。惟其虚也，燥也，故以甘润燥，以温煦寒也。虚燥去而热自除，是真火蒸腾，而物转润矣。故不知者以为大热，其知者以为寒燥；不知者以为甘温除大热，其知者以为甘温除寒燥；不知者以为反治，其知者以为正治。就其假者而言之，则谓之反；就其真者而言之，则犹是正也。刘河间谓己亢过极，反似胜己之化。似也者，假之谓也。医者能见其真，而不眩于假，斯可矣。虽然甘温除假热，固矣，而用甘温之法，又有术焉，非徒曰甘温，遂尽厥妙也。凡病气正来者，其气多实而强；病气反来者，其气多变而幻，故《内经》每致警于虚邪也。何者？其气既能自化，是已挟人身之灵气以为气矣。以甘温治其本原，直捣老巢，而真相可见矣。但气灵而药不灵，往往药力为病气所据，而不得达其巢窟，将甘温反助病气以为虐，故药之中亦必具有灵气，而后足以与病气相敌。所谓灵者，何也？凡物必力有余而后能化。寒燥化热，必寒燥厚积日久可知也。厚积日久者，郁结之谓也。气虚不足以推血，则血必有瘀；血虚不足以滑气，则气必有聚。东垣诸方，多用升、柴。而滑伯仁谓每用补剂，加桃仁等破血疏络之品，其效最捷。经谓反佐，治实热者，苦寒而佐之以热；治虚热者，甘温亦可佐之以寒。虚劳大热，每用热药凉服。又昔人论连理丸治吞酸，能变胃而不受胃变，是皆灵之类也。病有化气，药亦有化气。如酸甘化阴，辛甘化阳是也。善用者，且能借病之假气，以助药之真力，是即兵法之招抚者也。昔人又谓化气之力，甚于本气。盖气之所以能化者，必其人之正虚，而邪气之力厚，有以胜夫人之正气，于是化良为寇，反挟人之气，以还而伤人。如寒燥化热，非寒燥已化为热也。寒燥自在，而其力又能驱使人身之正气为热，以为之疑阵作障于外也。所谓承制之虚也，其气最幻而最锐，故医者必以全神全力制之，视其变化而捷应焉，乃可有济。此虚劳内伤大病之所以难治也。虚劳大病，往往近于鬼神，非鬼神也，化气之灵者也，仍即人身本气之灵者也。

　　此二篇者，或论物性，或论病机，或论治法，揆之经旨，固未能发明万一，又尝综而论之，世间无物不本于五行也。天地之气，有常有变。风，其性升，其体寒，其用温，其化燥。寒，其性敛，其体湿，其用寒，其化风。暑，湿热之合也，生于郁，体用俱同湿热，其化风燥。湿，其性重，其体热，其用湿，其化寒。燥，其性降，其体风，其用燥，其化火。火，其性散，其体燥，其用热，其化湿。此顺化也，亦曰传化。更有对化，即湿极化燥、寒极化热是也。对化有虚有实。传化是气机更代之常，对化是气机愤激之变，故必极而后化也。又有兼化，亦虚化之类也。又有合化，如风合热而化燥，寒合湿而化热，亦实化之类也。五行之气，金木皆有燥，水土皆有湿，但金燥而敛，风燥而散，土湿而热，水湿而寒，火则能燥能湿，其燥者木亢而水不交也，其湿者土郁而木不畅也，故火得风而焰长，以器掩之，而器即润矣。此五行生化之性情也。

四时更代，成功者退，一盛一衰，互相牵制，不独天地之气然也，即人之性情亦如之。经曰：怒伤肝，悲胜怒；喜伤心，恐胜喜；思伤脾，怒胜思；悲伤肺，喜胜悲；恐伤肾，思胜恐。又胆为中正之官，谋虑久不决则伤胆也。肝为将军之官，郁怒不得发则伤肝也。恐惧不止，注而为思；思虑不得，激而为怒；盛怒不止，郁而为悲；喜无节，则易恐；悲太过，则易喜。此五脏性情之承制生化也。故扁鹊、华佗，皆能以激怒起沉疴，张子和亦能以引笑开痼疾，非大具神通者乎！

至于治病之法，则以安仇之义为最奥，要其义大著于《至真要论》中。如太阳寒水之胜而克火矣，治之者，必以甘温土性之药制水，以苦温火性之药扶火是矣。然水之亢者，不可徒制也，必有以顺其性而导之，故复以酸温木性之药，开水气滋生之路，即以培火气发生之源也，佐以所利，资以所生，法至密矣。而未已也，如此治之，则水必退，火必进，水衰火锐，土气又将上僭矣。故仍以咸寒水性之药小佐其间，合酸温木性以并力制土，此所以安其屈伏，无使胜复之相寻无已也。前贤医案，常有先用热药以愈病，后用凉药以清余患者。此类多矣，非熟于气化，能如是乎？

总之，五行之气，有亢而后有制，有制而后有生有化，此自然之数也。故业医者，必讲求亢害承制生化六字，而善用之，于是每遇一病，可以逆而制之，亦可顺而导之，调其气使之平，而生化之常复矣。试更以经义证之。经曰：木得金而伐，火得水而灭，土得木而达，金得火而缺，水得土而绝。此五行之相制也。又曰：木郁达之，火郁发之，土郁夺之，金郁泄之，水郁折之。然调其义，过者折之，以其畏也，所谓泻之。又曰：折其郁气，资其化源，无翼其胜，无赞其复。迎而夺之，恶得无虚，随而济之，恶得无实。又曰：佐以所利，资以所生，是谓得气。此五胜、五郁之治法也。故木位之主，其泻以酸，其补以辛，而厥阴遂先酸后辛矣；火位之主，其泻以甘，其补以咸，而少阴、少阳遂先甘后咸矣。土、金、水仿此。先用泻者，制其胜也；后用补者，安其复也。

又如气味之用，互有生化。经曰：服寒而反热，服热而反寒者，不治五味属也。五味入胃，各归其所喜攻，酸先入肝，苦先入心，甘先入脾，辛先入肺，咸先入肾。久服增气，物化之常也。气增而久，夭之由也。盖以自来用药者，只求其气，不求其味。但取气寒以治热，而不知寒之苦者入心化火也；但取气热以治寒，而不知热之咸者入肾化水也。味久则化气者，经曰：味归形，形归气。又曰：五味入口，藏于肠胃，味有所藏，以养五气。故五味久服，即增气也。味阴气阳，阳动而散，阴静而留，留则久积力厚，与脏气合同而化，用药者当知防微矣。李东垣曰：同味之物，必有诸气；同气之物，必有诸味。用其味者，必审其气；用其气者，必防其味也。

又如脉象之至，亦本六气。经曰：天地之变，无以脉诊，间气左右，随其所在。何者？谓不得以天地之气，主诊一岁，必随六气之至，分诊四时也。六气之脉奈何？曰：厥阴之至，其脉弦；少阴之至，其脉钩；太阴之至，其脉沉；少阳之至，大而浮；阳明之至，短而涩；太阳之至，大而长。其至也，或太过，或不及，更有涩极似滑，弦极似缓，虚寒似热，大热似寒，病内寒而脉中空，邪外充而脉内陷，故承制有虚实，生化有真假，虽明者往往为所眩矣。经曰：脉从病反者，脉至而从，按之不鼓，诸阳皆然；诸阴之反者，脉至而从，按之鼓甚而盛也。明乎此，而脉无遁矣，而病无遁矣，而治亦无难矣！

虚实补泻论

虚实者，病之体类也。补泻者，治之律令也。前人论之详矣。兹撮其要者，与平日读书之所记，汇辑于此，以为温故之一助云。夫《内》、《难》、仲景之论虚实也，其义甚繁。有以正气盛衰分虚实者，所谓脉来疾去迟，外实内虚；来迟去疾，外虚内实也。有以邪盛正衰分虚实者，所谓邪气盛则实，精气夺则虚也。有以病者为实，不病为虚者，所谓内痛外快，内实外虚；外痛内快，外实内虚也。有以病者为虚，不病为实者，所谓阳盛阴虚，下之则愈，汗之则死；阴盛阳虚，汗之则愈，下之则死也。有以病在气分无形为虚，血分有形为实者，白虎与承气之分也。有以病之微者为虚，甚者为实者，大小陷胸与泻心之辨也。有以病之动者为虚，静者为实者，在脏曰积，在腑曰聚是也。有以病之痼者为实，新者为虚者，久病邪深，新病邪浅也。有以寒为虚，以热为实者，阳道常实，阴道常虚之义也。有以寒为阴实阳虚，热为阳实阴虚者，阴阳对待，各从其类之义也。有以气上壅为实，下陷为虚，气内结为实，外散为虚者，是以病形之积、散、空、坚言之也。至如从前来者为实邪，从后来者为虚邪，此又五行子母顺逆衰旺之大道也。《内经》首篇，即以虚邪与贼风同警，所谓去而不去，命曰气淫，乘其所胜，而侮所不胜也。后世以虚邪为不治自愈，不亦谬乎？此虚实之大略也。虚实既辨，则补泻可施。《灵枢·终始》曰：所谓气至而有效者，泻则益虚，虚者脉大如其故而不坚也，坚如其故者，适虽言故，病未去也；补则益实，实者脉大如其故而益坚也，大如其故而不坚者，适虽言快，病未去也。故补则实，泻则虚，痛虽不随针，病必衰去矣。此补泻之机也。

若夫补泻之法之妙，则莫详于《素问》及《阴阳大论》，而越人、仲景各从而发明之。《脏气法时论》本五脏苦欲之性，以明补泻。其文曰：肝苦急，急食甘以缓之；心苦缓，急食酸以收之；脾苦湿，急食苦以燥之；
肺苦气上逆，急食苦以泄之；肾苦燥，急食辛以润之，
开腠理，致津液，通气也。肝欲散，急食辛以散之，用
辛补之，酸泻之；心欲软，急食咸以软之，用咸补之，
甘泻之；脾欲缓，急食甘以缓之，用苦泻之，甘补之；
肺欲收，急食酸以收之，用酸补之，辛泻之；肾欲坚，
急食苦以坚之，用苦补之，咸泻之。《至真要论》本司
天在泉六气之胜复，以明补泻。其文甚详，今举其司天
胜气之治，而以其余附之。司天之气，风淫所胜，平以
辛凉，佐以苦甘，以甘缓之，以酸泻之。在泉，风淫于内，治
以辛凉，佐以苦，以甘缓之，以辛散之。风司于地，清反胜之，治以酸温，佐以苦
甘，以辛平之。风化于天，清反胜之，治以酸温，佐以甘苦。厥阴之胜，治以甘
清，佐以苦辛，以酸泻之。厥阴之复，治以酸寒，佐以甘辛，以酸泻之，以甘缓
之。木位之主，其泻以酸，其补以辛，先酸后辛。厥阴之客，以辛补之，以酸泻
之，以甘缓之。**热淫所胜，平以咸寒，佐以苦甘，以酸收
之。**在泉，热淫于内，治以咸寒，佐以甘苦，以酸收之，以苦发之。热司于地，
寒反胜之，治以甘热，佐以苦辛，以咸平之。热化于天，寒反胜之，治以甘温，佐
以苦酸辛。少阴之胜，治以辛寒，佐以苦咸，以甘泻之。少阴之复，治以咸寒，佐
以苦辛，以甘泻之，以酸收之，辛苦发之，以咸软之。火位之主，其泻以甘，其补
以咸，先甘后咸。少阴之客，以咸补之，以甘泻之，以咸收之。按末句收当是软，
或咸是酸。**湿淫所胜，平以苦热，佐以酸辛，以苦燥之，
以淡泄之；湿上甚而热，治以苦温，佐以甘辛，以汗为
故而止。**在泉，湿淫于内，治以苦热，佐以酸淡，以苦燥之，以淡泄之。湿司
于地，热反胜之，治以苦冷，佐以咸甘，以苦平之。湿化于天，热反胜之，治以苦
寒，佐以苦酸。太阴之胜，治以咸热，佐以辛甘，以苦泻之。太阴之复，治以苦
热，佐以酸辛，以苦泻之、燥之、泄之。土位之主，其泻以苦，其补以甘，先苦后

甘。太阴之客，以甘补之，以苦泻之，以甘缓之。**火淫所胜，平以咸冷，佐以苦甘，以酸收之，以苦发之，以酸复之。热淫同。**在泉，火淫于内，治以咸冷，佐以苦辛，以酸收之，以苦发之。火司于地，寒反胜之，治以甘热，佐以苦辛，以咸平之。火化于天，寒反胜之，治以甘热，佐以苦辛。少阳之胜，治以辛寒，佐以甘咸，以甘泻之。少阳之复，治以咸冷，佐以苦辛，以咸软之，以酸收之，辛苦发之，发不远热，无犯温凉。少阴同法。火位之主，与少阴同。少阳之客，以咸补之，以甘泻之，以咸软之。**燥淫所胜，平以苦湿，**新校正云：湿当是温。**佐以酸辛，以苦下之。**在泉，燥淫于内，治以苦温，佐以甘辛，以苦下之。新校正云：甘辛，当是酸辛。燥司于地，热反胜之，治以辛寒，佐以苦甘，以酸平之，以和为利。燥化于天，热反胜之，治以辛寒，佐以苦甘。阳明之胜，治以酸温，佐以辛甘，以苦泄之。阳明之复，治以辛温，佐以苦甘，以苦泄之，以苦下之，以酸补之。金位之主，其泻以辛，其补以酸，先辛后酸。阳明之客，以酸补之，以辛泻之，以苦泄之。**寒淫所胜，平以辛热，佐以甘苦，以咸泻之。**在泉，寒淫于内，治以甘热，佐以苦辛，以咸泻之，以辛润之，以苦坚之。寒司于地，热反胜之，治以咸冷，佐以甘辛，以苦平之。寒化于天，热反胜之，治以咸冷，佐以苦辛。太阳之胜，治以甘热，佐以辛酸，以咸泻之。新校正云：甘热当作苦热。太阳之复，治以咸热，佐以甘辛，以苦坚之。水位之主，其泻以咸，其补以苦，先咸后苦。太阳之客，以苦补之，以咸泻之，以苦坚之，以辛润之，开发腠理，致津液，通气也。**撱厥大义，无非制其胜，安其复而已。**如木之胜也，金虚寡畏，而乘土矣，于是补金以制之，扶土以逆之。又以胜气不可直折也，导之以补火之味，以开木气资生之路，使其气有所发而不郁，所谓泻也，是已妙之至矣。然自此金进木退，而土寡于畏，恐又将克水也，于是平之，以补水之味以滋木之元神，使不致受邪于反侮也。此治当令之胜气也。若夫反胜者，乃虚邪鬼气，不当令者也。彼反胜则此郁，郁之发也必暴，尤当预有以防之。
复气即郁气之发也，一发无余。其治又有再安复胜之
法，审其脉证而调之。故曰：所谓胜至，报气伏屈而未
发也；复至，则不以天地异名，皆如复气为法也。又
曰：大复其胜，则主胜之，故反病也。又曰：必折其郁
气，资其化源，无翼其胜，无赞其复，是谓至治。此之
谓也。

　　《难经》言东方实，西方虚，泻南方，补北方者，
旧解纷出，穿凿支离，其实文意浅直，不须深求。东实
西虚，非必不可泻东补西，而必泻南补北也。以为泻东
之外，仍可泻南，而决不可补南也；补西之外，仍可补
北，而决不可泻北也。下文推究五行当更相平，及子能
令母实，母能令子虚之义，乃专就所以泻南补北而发挥
之。水胜火句束上，子能令母实二句起下，是提空立
论，不粘上木之子、木之母也，故复以故泻南补北句遥
遥接下。后人只因不识经文用笔离合之致，泥定上下子
母字面，遂窒碍难通也。试于子能令母实上，加一
"凡"字，便豁然矣。

　　《金匮》首篇论治未病之道曰：上工治未病，何也？
曰：见肝之病，知肝传脾，当先实脾，四季脾旺不受
邪，即勿补之。中工不晓相传，见肝之病，不解实脾，
惟治肝也。夫肝之病，补用酸，助用焦苦，益用甘味之
药调之。酸入肝，焦苦入心，甘入脾。脾能伤肾，肾气
微弱则水不行，水不行则心火气盛，则伤肺，肺被伤则

金气不行，金气不行则肝气盛，则肝自愈。此治肝补脾之要妙也。肝虚则用此法，实则不在用之。经曰：虚虚实实，补不足，损有余。是其义也。余脏仿此。此章之义，徐氏随文衍释，尚得真诠，但于"虚实"二字，未见分晓，遂令后人致疑耳！尤氏、黄氏径将中段删去，其言曰：五脏之病，实者传人，而虚者不传。是未明虚实之义者也。夫实者传人，此事理之常，不待上工而知也。虚者亦能传人，此事理之微，故中工不能知之。凡经言虚实者，皆当从五行气化推之。肝属木，其气温升；心属火，其气热散；脾属土，其气湿重；肺属金，其气清肃；肾属水，其气寒沉。此五脏之本气也。本气太过，谓之实；本气不及，谓之虚。虚实皆能为病，《金匮》之义，就其虚者言之也。肝失其温升，而变为寒降，则为虚矣。肝寒传脾，肝不上举，脾寒下陷，将下利不止而死矣。补用酸，助用焦苦，益用甘者，皆就其性之温者用之，非酸寒、甘寒、苦寒之用也。脾能伤肾，肾气微弱则水不行，是寒气辟易也。肺被伤则金气不行，是清气屈伏也。金气不行则肝气盛，是肝遂其温升之性也。所谓肾与肺者，俱指其气化，非指其正体、正用也。肾即肝中之寒气，肺即肝中之清气。金气不行、水气不行云者，肝中之寒气、清气不得肆行也。只是肝受寒邪，失其本性，不可专于泻肝，当补肝之本体，而温土以养其气耳！若肝热者，多见痉厥，不专传脾，而兼传心矣，是为有余，为实邪。治之但直泻其本

宫，或兼泻心脾矣，不得用焦苦助心实脾法也，故曰实
则不在用之。旧注于"虚实"二字，囫囵读过，遂致难
通。《难经》曰：从后来者为虚邪，从前来者为实邪。
此虚实之旨也。肝之后为肾，肾属寒水，肝挟寒水之
势，欲反侮脾，故实脾之中，即寓制肾以治其本，肝脾
温润腾达，而清寒之邪自退矣。此之谓伤肾、伤肺也，
即伤肝中之寒邪、清邪也。东垣谓凡言补之以辛甘温热
之药者，助春夏升浮之气，即是泻秋收冬藏之气也。若
《内经》谓肾受气于肝，传之于心，至脾而死；肝受气
于心，传之于脾，至肺而死。此气之逆行也，是言实邪
之相传也。事与此殊，义可对勘。肝受气于心，是从前
来者，为实邪，当泻心、肝，而补脾、肺矣。肾受气于
肝，当泻肝、肾，而补心、脾矣。不得肝有病，反补用
酸也。至《内经》以酸为泄，《金匮》以酸为补，此体、
用之别也，前贤已论之矣。夫肝实之治，《内经》有曰：
风淫于内，治以辛凉，是其义也。此皆补泻之大经大法
也。

其他，则汗、吐、下，皆泻也；温、清、和，皆补
也。有正补、正泻法，如四君补气、四物补血是也。有
隔补、隔泻法，如虚则补母、实则泻子是也。有兼补、
兼泻法，如调胃承气、人参白虎是也。有以泻为补、以
补为泻法，如攻其食而脾自健、助其土而水自消是也。
有迭用攻补法，是补泻两方，早晚分服，或分日轮服
也。此即复方，谓既用补方，复用泻方也。有并用补泻

法，与兼补、兼泻不同，是一方之中，补泻之力轻重相等。此法最难，须知避邪，乃无隐患。钱仲阳曰：肺有邪而虚不可攻者，补其脾而攻其肺也。尤有要者，病在气分而虚不任攻者，补其血而攻其气；病在血分而虚不任攻者，补其气而攻其血。如是则补药之力不与邪相值，不致连邪补著矣。又叶天士谓久病必治络。其说谓病久气血推行不利，血络之中必有瘀凝，故致病气缠延不去，必疏其络而病气可尽也。徐灵胎、陈修园从而讥之；然刘河间力发玄府之功用；朱丹溪治久病，必参用郁法；滑伯仁谓每用补剂，参入活血通经之品，其效更捷；史载之之方之多用三棱、莪术；王清任之方之多用桃仁、红花。不皆治络之谓耶？且《内经》之所谓升降出入，所谓守经隧，所谓疏气令调，所谓去菀陈莝，非此义耶？《内经》又曰：寒之而热者求之水，热之而寒者求之火，所谓求其属也。又曰：治病必求其本。受病为本，见证为标；先病为本，后病为标。有客气，有同气。间者并行，甚者独行。此皆补泻参用之大义也。

补泻因虚实而定者也，补泻之义既宏，虚实之变亦众，请更举先哲之论虚实者。华佗《中藏经》曰：病有脏虚脏实，腑虚腑实，上虚上实，下虚下实，状各不同，宜深消息。肠鸣气走，足冷手寒，食不入胃，吐逆无时，皮毛憔悴，肌肉皱皱，耳目昏塞，语声破散，行步喘促，精神不收，此五脏之虚也。诊其脉，举指而活，按之而微，看在何部，以断其脏也。又按之沉、小、弱、微、短、涩、软、濡，俱为脏虚也。虚则补益，治之常情耳！饮食过多，大小便难，胸膈满闷，肢节疼痛，身体沉重，头目昏眩，唇口肿胀，咽喉闭塞，肠中气急，皮肉不仁，暴生喘乏，偶作寒热，疮痍并起，悲喜时来，或自痿弱，或自高强，气不舒畅，血不流通，此脏之实也。诊其脉，举按俱盛者，实也。又长、浮、数、疾、洪、紧、弦、大，俱曰实也。看在何经，而断其脏也。头疼目赤，皮热骨寒，手足舒缓，血气壅塞，丹瘤更生，咽喉肿痛，轻按之痛，重按之快，食饮如故，曰腑实也。诊其脉，浮而实大者是也。皮肤瘙痒，肌肉膜胀，食饮不化，大便滑而不止，诊其脉，轻手按之得滑，重手按之得平，此乃腑虚也。看在何经，而正其时也。胸膈痞满，头目碎痛，饮食不下，脑项昏重，咽喉不利，涕唾稠黏，诊其脉，左右寸口沉、结、实、大者，上实也。颊赤心忪，举动颤栗，语声嘶嗄，唇焦口干，喘乏无力，面少颜色，颐颔肿满，诊其左右寸脉弱而微者，上虚也。大小便难，饮食如故，腰脚沉重，脐腹疼痛，诊其左右手脉，尺中脉伏而涩者，下实也。大小便难，饮食进退，腰脚沉重，如坐水中，行步艰难，气上奔冲，梦寐危险，诊其左右尺中，脉滑而涩者，下虚也。病人脉微涩短小，俱属下虚也。

张景岳曰：《通评虚实论》曰，邪气盛则实，精气夺则虚，此虚实之大法也。设有人焉，正已夺而邪方盛者，将顾其虚而补之乎？抑先其邪而攻之乎？见有不的，则死生系之，此其所以宜慎也。夫正者，本也。邪者，标也。若正气既虚，则邪气虽盛，亦不可攻，盖恐邪未去而正先脱，呼吸变生，则措手无及。故治虚邪者，当先顾正气，正气存则不致于害，且补中自有攻意，盖补阴即所以攻热，补阳即所以攻寒。世未有正气复而邪不退者，亦未有正气竭而命不倾者。如必不得已，亦当酌量缓急，暂从权宜，从少从多，寓战于守，斯可矣。此治虚之道也。若正气无损者，邪气虽微，自不宜补。盖补之，则正无与，而邪反盛，适足以借寇兵而资盗粮。故治实证者，当直攻其邪，邪去则身安。但法贵精专，便臻速效。此治实之道也。要之，能胜攻者，方是实证，实者可攻，何虑之有？不能胜攻者，便是虚证，气去不返，可不寒心？此邪正之本末，不可不知也。

日本元坚字廉夫者，尝论列虚实夹杂之证治，甚为明备。其文曰：为医之要，不过辨病之虚实也已。虚实之不明，妄下汤药，则冰炭相反，坐误性命，是以临处之际，不容毫有率略矣。盖尝考之，厥冷、下利，人皆知大虚宜补；潮热、谵语，人皆知大实宜泻。此则其病虽重，而诊疗之法，莫甚难者矣。如夫至虚有盛候，大实有羸状者，诚医之所难也。虽然，此犹难乎辨证，而不难乎处治。何者？假证发露，抑遏真情，自非至心体察，则不能辨其疑似而认其真，然既认其真也，纯补纯泻，一意直到而病可愈矣，岂有他策耶？唯医之所最难者，在真实真虚，混淆糅杂者而已。何者？其病视为虚乎，挟有实证，视为实乎，兼有虚候，必也精虑熟思，能析毫厘，而其情其机，始可辨认。及其施治，欲以补之，则恐妨其实，欲以泻之，则恐妨其虚，补泻掣肘，不易下手，必也审之又审，奇正攻守，著著中法，而后病可起矣。此岂非辨认难而处治亦难者乎？岐伯有五有余、二不足之说，而仲景之经，所云难治者，概此之谓也。盖虚实之相错，其证不能一定，其治不能各无其别也。区而论之，有虚实相兼者焉。病本邪实，当汗如①下，而医失其法，或用药过剂，以伤真气，病实未除，又见虚候者，此实中兼虚也。治之之法，宜泻中兼补，倘虚甚者，或不得已，姑从于补，虚复而后宜议泻矣。其人素虚，阴衰阳盛，一旦感邪，两阳相搏，遂变为实者，此虚中兼实也。治之之法，不清凉无由解热，不转刷无由逐结，然从前之虚不得不顾，故或从缓下，或一下止服。前哲于此证，以为须先治其虚，后治其实，此殆未是也。大抵邪不解则不受补，有邪而补，徒增壅住，且积日之虚，岂暂补所能挽回乎？考之经文，如附子泻心、调胃承气，即泻中兼补之治也。阳明病至，循衣摸床，微喘直视，则既属虚惫，而犹用承气者，以实去而阴可回，纵下后顿见虚候，其实既去，则调养易施也。扩充触长，无适而不可矣。此虚实之相兼，大较如

————————

① 如：疑当作吐。

此。如夫虚实之相因而生，是亦不可不辨也。有人于此焉，脾气亏损，或久吐，或久利，中气不行，驯至腹满、溺闭，此自虚而生实也。至其满极，则姑治其标，主以疏导，然不以扶阳为念，则土崩可待也。又有人焉，肾阴不足，下亏上盈，或潮热、心烦，或血溢、痰涌，亦是虚生实者也。至其火亢，则姑治其标，专主清凉，然不以润养为念，则真元竭绝矣。有人于此焉，肠澼赤瘕，腹痛后重，如其失下，则病积依然，而津汁日泄，羸劣日加，此自实而生虚也。治法或姑从扶阳，然不以磨积为先，则邪胜其正，立至危殆。又有人焉，肝气壅实，妄言妄怒，既而脾气受制，饮食减损，日就委顿，亦是实生虚者也。治法或姑从补中，然不兼以清膈，则必格拒不纳矣。在仲景法，则汗后胀满，是自虚而实，故用且疏且补之剂。五劳虚极，因内有干血，是自实而虚，宿食脉涩，亦自实而虚，故一用大黄䗪虫丸，一用大承气汤，盖干血下而虚自复，宿食去而胃必和也。此虚实相因而生之大略也。要之，相兼者与相因者，病之新久，胃之强弱，尤宜参伍加思，亦是诊处之大关钥也。更论虚实之兼挟，则表里上下之分，又不可不知也。实在表而里虚者，补其中而病自愈，以病之在外，胃气充盛，则宜托出，且里弱可以受补，如发背、痘疮之类是也。实在里而兼虚者，除其实而病自愈，以病之属热，倘拦补之，必助其壅，如彼虚人，得胃实与瘀血、宿食之类是也。病上实素下寒者，必揣其脐腹，而后吐、下可用；病下虚素上热者，必察其心胸，而后滋补可施。此表里上下之例也。虽然，今此所论，大概就病之属热者而立言已。如病寒之证，亦不可不辨焉。经云：气实者热也，气虚者寒也。盖胃强则热，胃弱则寒，此必然之理也，故寒病多属虚者。然有如厥阴病之上热下寒，此其上热虽未必为实，而未得不言之犹有阳存，故凉温并用，方为合辙矣。寒病又有阳虽虚而病则实者，固是胃气本弱，然关门犹有权，而痼寒宿冷僻在一处，或与邪相并，或触时气而动，以为内实也。倘其初起满闭未甚者，须温利之；满闭殊剧者，攻下反在所禁，唯当温散之。盖以寒固胃之所畏，其实之极，必伤胃气，遂变纯虚耳！观仲景太阴病及腹满、寒疝之治，而其理可见也。然则病寒之实，必要温补，固不可与病热之虚，犹宜清涤者一例而论矣。《玉函经》曰：寒则散之，热则去之。可谓一言蔽之已。是寒热之分，诚虚实证治之最吃紧也。病之虚实，药之补泻，各有条例，其略如此，而微甚多少之际，犹有不可计较者，实如张景岳氏之言焉。夫虚实之不明，补泻之不当，而栩栩然欲疗极重极险之病者，岂足与语医哉！

要之，病之实，实有百也，病之虚，虚有百也；实之泻，泻有百也，虚之补，补有百也。而大旨总视胃气之盛衰有无，以为吉凶之主。《内经》曰：五实死，五虚死。脉盛，心也。皮热，肺也。腹胀，脾也。前后不通，肾也。闷瞀，肝也。此谓五实。脉细，心也。皮寒，肺也。气少，脾也。泄利前后，肾也。饮食不入，肝也。此谓五虚。其时有生者，何也？曰：浆粥入胃，泄注止，则虚者活；身汗得后利，则实者活。全注云：此皆胃气之得调和也。趄哉言乎！缪仲淳曰：谷气者，譬国家之饷道也。饷道一绝，则万众立散；胃气一败，则百药难施。若阴虚，若阳虚，或中风，或中暑，乃至泻利、滞下、胎前、产后、疔肿、痈疽、痘疮、痧疹、惊疳，靡不以保护胃气、补养脾气为先，务本所当急也。故益阴宜远苦寒，益阳宜防增气，祛风勿过燥散，消暑毋轻下通，泻利勿加消导，滞下之忌芒硝、巴豆、牵牛，胎前泄泻之忌当归，产后寒热之忌黄连、栀子，疔肿痈疽之未溃忌当归，痘疹之不可妄下，其他内外诸病应投药物之中，凡与胃气相违者，概勿施用。夫治实者，急去其邪；治虚者，治专于补。其顾胃气，人所易知也，独此邪盛正虚，攻补两难之际，只有力保胃气，加以攻邪，战守具备，敌乃可克。昔人谓孕妇患病，统以四物，加对治之药。此固不足为训，然其意可师，推而行之，保胃气以攻邪，其理正如是也。

卷二上　形气类

三阴三阳名义一论六经、五脏不能强合

三阴三阳者，天之六气也，而人身之血气应焉。然血气之行于身也，周流而无定，而三阴三阳之在身也，有一定之部分，则何也？人身三阴三阳之名，因部位之分列而定名，非由气血之殊性以取义也。《素问》之叙阴阳离合也，曰圣人南面而立，前曰广明，后曰太冲。太冲之地，名曰少阴；少阴之上，名曰太阳；中身而上，名曰广明；广明之下，名曰太阴；太阴之前，名曰阳明；厥阴之表，名曰少阳；太阴之后，名曰少阴；少阴之前，名曰厥阴。由此观之，三阴三阳以人身之部位而定名也，不昭昭乎？部位既定，由是经络血气之行于太阳之部者，命曰太阳经；行于少阳、阳明之部者，命曰少阳、阳明经；行于三阴之部者，命曰太阴、少阴、厥阴经。故膀胱为寒水之经，水，阴也，而曰太阳，以其行于太阳之部也，而小肠之为太阳无论矣。心为君火之经，火，阳也，而曰少阴，以其行于少阴之部也，而肾之为少阴可知矣。若血气之行于经脉者，则三阳之血

气，亦运行于三阴，三阴之血气，亦运行于三阳，岂有阴阳截然画界者哉？是故经络之三阴三阳，止以定人身前后、左右、表里部分之名者也，而血气之阴阳，仍各从其脏腑之本气求之。不得因其经之行于三阴，遂谓其脏之本气皆阴也；因其经之行于三阳，遂谓其腑之本气皆阳也。明乎此，则《金匮真言论》所谓心为太阳，肺为少阴，肾为太阴，肝为少阳，脾胃为至阴之旨，可以豁然矣。经络之三阴三阳，以其所行之部分表里言之也；脏腑之阴阳，以其脏腑之本气刚柔清浊言之也。明乎此，则肾为少阴，不必强合于君火；小肠为太阳，不必强合于寒水。余脏仿此。与夫阳浊阴清，阴浊阳清，诸文之互异，亦无不可以豁然矣。故《阴阳离合论》曰：今三阴三阳不应阴阳，其故何也？正疑十二经之三阴三阳，不应脏腑之阴阳也。能知心、肝为阳，肺、肾为阴之为本义，即知十二经之三阴三阳之为借名矣。顾世人习于十二经之三阴三阳，转疑心、肝为阳，肺、肾、脾、胃六腑为阴，少见而可怪也。岂非徇末而忘本也乎？

三阴三阳名义二<small>直指本义起于分野，而广引以明之</small>

十二经之三阴三阳，其于脏腑不能执而强合也，前论详之矣。十二经之三阴三阳，其称名起于人身之分野，而分野则何为有三阴三阳也？曰：象于天地之义也。南面而立，阳明在前，阳之盛也，非燥气在前也；太阳在后，远而外之也，非寒气在后也；少阳在侧，前后之间也，非火气在侧也。三阴同法。只因分野、方位、表里以定名，非因风寒燥火暑湿六气以起义也。故人身之三阴三阳者，虚位也。或曰：三阴三阳为虚位，而《内经》每言燥病即曰阳明，寒病即曰太阳，火病即曰少阳，土病即曰太阴，热病即曰少阴，风病即曰厥阴者，何也？曰：此假其名也。阳明即燥金病假名，不必在身之前也；金气通于肺，不专于胃与大肠之经矣。厥阴即风木病假名，不必在身之侧也；风气通于肝，不及于包络之经矣。太阳、少阳、太阴、少阴，俱同此义。此气病而假其名也，亦有经病而假其名者。胃经病曰足阳明，大肠经病曰手阳明，不必皆燥气为病也；肾经病曰足少阴，心经病曰手少阴，不必皆火气为病也。夫人之中于邪也，中于面则下阳明，中于项则下太阳，中于颊则下少阳，此所谓阳明、太阳、少阳者，皆以分野言，非以经络言也，非以六气言也。邪之中人也，先中于皮毛分野之间，而经络脉管之中，未能即病也。脉管中血气不盛，则邪气渗入脉中矣。有渗入阳经者，有渗入阴经者，有邪已至于三阴之分野，而犹未渗入脉管者。经脉之气通于脏腑，其机至捷。邪入经脉，则其入于脏腑也，不可御矣。故阳经亦有里证，若邪至三阴分野，而未入脉管，是即三阴表证，犹可汗而愈也。昔人疑《伤寒论》只言足经，不及手经者，论中所称三阴三阳，只是分野也。足经分野大，故见证多，手经分野小，故见证少。若邪入于脉管之中，则气行有道，脉络相引，手经亦自有手经之病矣。故《伤寒论》有时及手经病证者，皆里证也。陶节庵曰：足之六经，盖受伤之方分境界也。张景岳曰：足经脉长而远，自上及下，遍络四体，故可按之以察周身之病；手经脉短而近，皆出入于足经之间，故伤寒但言足经，不及手经者。伤寒，表邪也，欲求外证，但当察之于周身，而周身上下脉络，惟足六经尽之耳！周身者，躯壳也，对脏腑言。张石顽曰：只传足经者，邪气在身，未入脏腑也；若入脏腑，则不得独在足经矣。呜呼！观于诸家之论，不亦可以恍然矣乎？独是邪在分野者，概于皮肤分肉之谓也，而病证竟分见某经，划然各有界畔者，何谓也？《胀论》曰：五脏六腑各有界畔，其病各有形状。曰：邪之来也，必有其道。如中于项，则下太阳，太阳分野，为邪所拥，则此分野中正气困矣；正气困，则不能与脉中之气升降迟速相应，邪虽未入脉中，而脉中之正气已为所累矣，故周身上下，皆独见太阳证也。累之日久，则里气亦虚，邪乃乘虚而内侵矣。总之，邪在分野，见证只在躯壳之外；邪入经脉，见证必及脏腑之中。其有未入经脉而遽见里证者，必是邪气直中三焦也；直中三焦，则其入脏腑也亦易矣。三焦者，内之分野也；三阴三阳者，外之分野也。分野者，卫之部也；经脉者，荣之道也。

三阴三阳名义三论六经、六气不
能强合，又推论其余意也

《至真要论》曰：以名命气，以合命处，而言其
病，名谓四象之名。即《阴阳离合论》所称三阴三阳之
名也。气，风、寒、暑、湿、燥、火之六气也。处，人
身十二经之部位也。由此观之，以天地四方之象，起三
阴三阳之名，因即以其名加之六气，因即以其名加之人
身，此不过借以分析气与处各有所属，俾得依类以言其
病耳！言者，讨论之谓也。其不可以气之名、处之名，
即指为病之实也，不昭昭乎？不但此也，以人身前、
后、两侧之表里，分三阴三阳者，是固常说，熟于人口
者也；又有以人身之形层，分三阴三阳者；又有以人之
身形分三阳，三焦分三阴者。且也，少阳为一阳，厥阴
为一阴，阳明为二阳，少阴为二阴，太阳为三阳，太阴
为三阴。三阴为极表，一阴为极里，数由一而至三，即
由里而达表也。而脉象之三阴三阳，其表里名义，则又
不同。《素问》曰：鼓一阳曰钩，鼓一阴曰毛。夫钩、
毛，皆浮之象也，而曰一阴一阳，是以一为极外矣。鼓
者，谓脉之来而应指也，其脉来见于浮分，而其气属阳
者，钩之脉也；脉来见于浮分，而其气属阴者，毛之脉
也。气属阳者，来盛去衰也；气属阴者，来衰去盛，所
谓秋日下肤，蛰虫将去也。由此推之，脉见于中分，其
来盛者，谓之二阳，其去盛者，谓之二阴可知矣；脉见

于沉分，其来盛者，谓之三阳，其去盛者，谓之三阴可
知矣。明于斯义，则知一阳结谓之隔，决非手足少阳
也；二阳结谓之消，决非手足阳明也；三阴、三阳结谓
之喉痹，决非太阴、太阳也。故《脉经》引扁鹊言曰：
出者为阳，入者为阴。脉来一出一入为平，再出一入为
少阴，三出一入为太阴，四出一入为厥阴；再入一出为
少阳，三入一出为阳明，四入一出为太阳。以出入之多
少，分阴阳之太少，其义皎然而有征矣。其以出多为
阴，入多为阳者，指病脉之反乎常数也。夫三阴三阳之
所属众矣，引之可十，推之可百，引之可千，推之可
万。独未闻有以脉之浮沉出入，分属三阴三阳者，而求
之经文，确有此义，故纵言及之，以质之有道者。明乎
此，则知三阴三阳之名，随处可称而不可互相牵合者
也。黄坤载曰：小肠属太阳者，火从水化也；胃属阳明
者，湿从燥化也；肾属少阴者，寒从热化也；肺属太阴
者，燥从湿化也；少阳、厥阴，木、火同化也。是以六
气强合六经者谬矣。张隐庵曰：《伤寒论》治六气之全
书也，是以六经牵合六气也。

高骨大骨非一骨也

《生气通天论》曰：因而强力，肾气乃伤，高骨乃
坏。又曰：味过于咸，大骨气劳，短肌，心气抑。王冰
云：高骨，腰高之骨也。喻嘉言云：大骨即高骨，常有

高僧绝欲，只因味过于咸，以致精泄溃败，堕其前功。窃以为二说皆非也。高骨者，阴上毛际之横骨也，非腰高之骨。腰有何高骨耶？强力者，即强力入房，交合太过也。此骨为肝、肾之经所系，交合太过，不但内脏之气伤，而外经所系之高骨亦坏。每有多战强泄者，毛际横骨隐作酸疼，是其征也。《洗冤录》辨俗言妇人贞洁从一者，其阴骨洁白；其淫而多夫者，则全变成黑。非也。凡室女及妇人未生产者，其骨皆白；生育多者，其骨皆黑，无关贞淫也。妇人生产多而骨坏，不可知男子交合多而骨坏乎？此骨为肝、肾所系，大筋所结，横束下焦；若坏，则筋弛而无束，五脏之气，膀胱之津液，肾之精，皆有下泄不禁之虞矣，岂尚堪长寿乎？

　　大骨，则举人身脊骨、臂骨、肘骨、骭骨而赅之也。气劳者，咸走骨，骨病无多食咸，咸味入骨，则津液凝涩，骨失所养，骨中之气热而燔矣，故曰劳也。凡人食咸则渴，血汁举为所涩，骨髓不得荣养，其烦劳也，不亦宜乎？然则高骨也，大骨也，一乎二乎？高骨坏者，精不固，传为虚损；大骨劳者，骨内蒸发为痈、疽、瘘、痹，甚则枯槁。

三焦水道膀胱津液论

　　陈修园曰：经云三焦者，决渎之官，水道出焉。膀胱者，州都之官，津液藏焉，气化则能出矣。此数语，向来注家皆误。不知津液为汗之源，膀胱气化则能出汗，故仲景发汗取之太阳。水道，为行水之道。三焦得职，则小水通调。须知外出为膀胱之津液，下出为三焦之水道也。故凡淋沥等证，皆热结膀胱所致，而治者却不重在膀胱，而重在三焦。按此说本于张隐庵，乍读似新奇可喜，而实违经背理之甚者也。夫下出为三焦之水道，是矣；外出为膀胱之津液，则非也。三焦者，水所行之道，非水所藏之府也。汗与小便，俱由三焦经过，故汗多则小便少者，水在三焦，即为热气蒸动，泄于膜外，达于皮肤，而不待传入膀胱也。非既入膀胱，复外出而为汗也。气化则能出者，膀胱无下口，必借三焦之气化，有以转动之，使之俯仰而倾出也，故曰能也。其曰水曰津液云者，水在三焦，气味清淡，犹是本质，发而为汗则味咸，传为小便则气臊，是已受变于人气矣，故皆可以津液名之。非汗为膀胱之津液，小便为三焦之水也。乃汗与小便皆三焦之水，而外出、下出者也。发汗取之太阳者，太阳主表，以其经，非其腑也。

　　饮入于胃　游溢精气　上输于
脾　脾气散精　上归于肺　通调水
道　下输膀胱　水精四布　五
经并行　合于四时五脏阴阳
揆度以为常也
　　尝谓读书，须知其笔法之断续、起伏、伸缩、单复，今于此节备之矣。"饮入于胃"一句，当作一大断。"游溢精气"四句直下，再作一大断。"通调水道"二句，是双承肺、胃，非单承肺也。水道本自胃取道三焦，以下膀胱，非上入肺而后下也。然必借肺气以通调之，故"通调"二字近承肺，"水道"二字远承胃也。水精者，水之精也，是遥承肺与水道，非承膀胱也。肺受脾之精而布之矣，其精之吸取未尽者，复于取道三焦时，沿途抛洒也，故不竟曰精，而仍曰水精也。五经者，五脏之经也。水精由五脏之经行于周身，是一时并行，而无或先后者也。《痹论》曰：水谷之精气，和调于五脏，洒陈于六腑，乃能入于脉也。其是之谓乎？如是，则本节凡四断，俱有天梯石栈相钩连之妙矣。张隐庵谓津液出于膀胱，而以"下输膀胱，水精四布"二句连读，是人身之精气皆溲矣。然乎否乎？

气能生血血能藏气

前贤谓气能生血，血不能生气，固矣。然血虽不能生气，气必赖血以藏之。所谓气生血者，即西医所谓化学中事也。人身有一种气，其性情功力能鼓动人身之血，由一丝一缕，化至十百千万，气之力止，而后血之数止焉。常见人之少气者，及因病伤气者，面色络色必淡，未尝有失血之症也，以其气力已怯，不能鼓化血汁耳！此一种气，即荣气也，发源于心，取资于脾胃，故曰心生血，脾统血。非心、脾之体，能生血、统血也，以其脏气之化力能如此也。

所谓血藏气者，气之性情慓悍滑疾，行而不止，散而不聚者也。若无以藏之，不竟行而竟散乎？惟血之质为气所恋，因以血为气之室，而相裹结不散矣。故人之暴脱血者，必元气浮动而暴喘；久脱血者，必阳气浮越而发热；病后血少者，时时欲喘欲呕，或稍劳动即兀兀欲呕，或身常发热。此皆血不足以维其气，以致气不能安其宅也。此其权主乎肝肾。肝之味酸，肾之味咸，酸咸之性，皆属于敛。血之所以能维气者，以其中有肝肾之敛性在也。故曰肝藏血，非肝之体能藏血也，以其性之敛故也。精由血化，藏气之力更强，故又必肾能纳气，而气始常定也。明乎此，则知气血相资之理，而所以治之者，思过半矣。血虚者，当益其气；气暴者，尤当滋其血也。

夫生血之气，荣气也。荣盛即血盛，荣衰即血衰，相依为命，不可离者也。藏于血之气，卫气也，宗气也。气亢则血耗，血少则气散，相辅而行，不可偏者也。荣气主湿，卫气主热，宗气主动。荣气不能自动，必借宗气之力以运之。卫气虽自有动力，而宗气若衰，热亦内陷。故人有五心烦热，骨蒸烦热者，宗气之力不能运热于外也；水停心下，困倦濡泄者，宗气之力不能运湿于外也。

卷二下　脉法类 此卷是发《脉简补义》未尽之余义也

单诊总按不同

脉有单诊、总按不同者，或单诊强总按弱也，或单诊弱总按强也，或单诊细总按大也，或单诊大总按细也。凡单按弱总按强者，此必其脉弦滑，一指单按，气行自畅，无所搏激，三指总按，则所按之部位大，气行不畅，而搏激矣。此脉本强，而总按更强于单按也。单按强总按弱者，此必其脉气本弱，但食指较灵，单按指下较显，名、中二指较木，总按即不显其振指也。此脉本弱而总按更弱于单按也。单按细总按大者，是其脉体弦细而两旁有晕也。总按指下部位大，而晕亦鼓而应指矣。单按大总按细者，必其人血虚气燥，脉体细弱，而两旁之晕较盛也。食指灵，而晕能应指，名、中二指木，而晕不能应指矣。更有单按浮总按沉，单按沉总按浮者，其浮即晕也。抑或脉体本弱，轻按气无所搏，力不能鼓，重按气乃搏鼓也。又有医者操作用力，指尖动脉盛大，与所诊之脉气相击，而亦见盛大者。又有医者久行久立，指头气满，皮肤䐜起，因与脉力相隔而不显者。此皆极琐细之处，前人所不屑言，而所关正非浅鲜也。

大抵单诊、总按，而指下显判大小强弱之有余不足者，其有余总属假象，在无病之人固为正气衰微，即有病之人亦正气不能鼓载其邪，使邪气不能全露其形于指下，而微露此几希也。当以正虚邪实例治之，固不得重于用攻，亦不得以为邪气轻微，专于用补也。即如总按大单诊细者，其细多是指下梗梗如弦，起伏不大，其中气之怯弱可知。单诊大总按细者，其细多是指下驶疾，累累似滑，是气力不足于上充，而勉强上争也，其中气之竭蹶更可知矣。强弱亦如是也，总是因禀赋薄弱，或劳倦内伤，或久病气血困惫，胸中窄狭，动作乏力，乃多见之，是因虚生实，清浊混处，气郁不舒之象也。

浮沉起伏中途变易

旧说脉之浮沉不同者，不过浮大沉小，浮小沉大，浮滑沉涩，浮涩沉滑云云耳！未有于起伏之间，察其中途变易者也。近来诊视，曾见有两种脉，一种其气之初起，自沉分而至于中也，滑而踊跃有势，及至中分，忽然衰弱无力，缓缓而上至于浮，形如泥浆；其返也，亦自浮缓缓而下于中，由中至沉，滑而有势，轻按重按，指下总是如此。其证身体困倦，终日昏迷，似寐非寐，心中惊惕，恶闻人声，目畏光明，面带微热，四肢微冷，不饥不欲食，但口渴索饮不止。此卫湿、荣热、风燥在肺、痰热在胃也。身中伏有湿邪，而又吸受亢燥之新邪也。以防风、藁本，通卫阳、驱表湿，紫菀、白薇、杏仁、蒌皮，宣泄肺中浊气，焦楂、竹茹、煅石膏、煅瓦楞子，降涤胃中热痰，兼以白芍清肝，天竹黄清心，而神清气爽，身健胃开矣。一种脉气，正与此相反。其初起自沉而中也，艰涩少力，由中而浮也，躁疾如跃；其返也，亦由浮而疾下于中，由中而沉迟弱无势，轻按重按，指下总是如此。其人嗜好洋烟，饮食不强，阴痿不起。此表分无病，而里有痰饮，又上虚热下虚寒也。治当疏中温下。此二脉者，皆古书所未言也，岂真古人未见此脉哉？见之而词不能达，徒以浮滑、沉涩、浮数、沉迟了之，不知浮沉之间，迟数不能有二，滑涩各自不同，与此之起伏中变者迥别也。故凡著医案，于脉证曲折处，必不惮反复摩绘，方能开发后学。

脉不应病及脉平而死

《难经》曰：脉不应病，是为死病也。仲景曰：邪不空见，中必有奸，设有不应，知变所缘。二者其义不同。知变所缘者，以其必有所挟之宿疾、所伏之隐疾也。其脉虽不应显见之证，而仍与隐伏之病相应也，故曰中必有奸。若《难经》直言死病者，是其并无所挟、

无所伏而真不应者也。何也？凡病之应见于脉者，为其
邪在于经，搏于正气，正气失其常度，脉遂失其常形
也。若脏气溃败，阴阳失维，升降出入之顺逆迟速，一
随邪气之所为，而正气之力不能与之相搏而相激，其脉
往往通畅如常，起伏如常，不见邪气格拒之象，仅微觉
指下呆长，乏于神力而已。此真气已漓，其人必困乏无
力，饮食少思，有时又饥，迫欲得食，行动气喘，面色
苍黄，或耳暴聋，或目暴无所见。又有老痰伏结，以及
痞块僻在偏隅，不当气血冲道，气血与之相避，不致相
格，而脉自长滑流行者，此迁延不已之痼疾也。故每见
阴阳离脱之人，肾水虚寒，脾阳枯燥，肝风内煽，两尺
长缓起伏条畅，此所谓缓临水宫也。指下颇似充足有
余，而圆而无晕，呆而不灵，且或左或右，或寸或关，
必有一部稍见沉弱不及，此虚损久病，及老年气尽，未
死前数月必见之。大率多起于冬至，死于春分者，以水
槁不能涵木，其始肝风内灼，其继肝气外脱也。前人谓
缓临水宫，弦居土位，同为败脉。据生平所诊，弦居土
位，犹有可以挽回；缓入水宫，未有能济者。岂非以缓
为真阴真阳之涣散乎？阴散，故脉不能紧；阳散，故脉
不能洪。不紧、不洪，故似缓也。《难经》又谓人病脉
不病，虽困无害。此措词轩轾失当。脉不病者，脉不败
也。若病久且困，不能饮食，不能转侧，虽神识清明，
言语不乱，脉来匀滑长缓，亦终于败而已。何者？五脏
清枯，故神明不乱；大气孤行，故脉不变；血络已竭，

故身不能动也。故《难经》又谓寸口脉平而死者，生气独绝于内也。至于老痰痼疾，不见于脉者，以其不当气血冲道也，故有患积而情急欲死者，正当冲道也；有发之频数者，迫近冲道也；有宽缓无事者，远于冲道也。前人以此为气血与之相习，非也。夫果气血相习，是阴阳失维，正气无权矣。

脉中有线有吉有凶

慎柔谓虚损脉洪大，按之中间尚有一条者，可治；空散无一条，虽暂愈，亦必死。此所谓一条者，即脉中之脊也，非指下别有一条也。吾尝谓喘脉，多是满指虚动，不见正形，有根可治，无根即死。根，即脉之脊也。元廉夫谓散脉中有一线，为肝邪脾败之征。此所谓一线者，乃弦劲挺于指下，死硬无生气也，血死于里，气无所归。前人谓阳气不到之处，则脉为之弦。此弦见于里，足征五脏真阳之已漓矣。慎柔亦曰劳证寒热作泻，脉数而按之洪缓，著骨指下如丝，此不可为也。王汉皋谓痰饮凝结，脉多于弦洪之中，夹一细线，隐指有力。此细滑见于中沉之分，乃胃阳之郁而不宣也。凡脉中有细线上弛如驶者，皆内热而有物以制之，或热痰之内结，或热血之内瘀也。此三者，形各不同，吉凶相远，宜详辨之。热血内瘀者，防成内痈。其证烦渴夜甚，隐隐有肿胀作痛之处，又兼小便赤涩也。

脉有数道

《脉简补义》论脉有如引数线，以为痰病，及将死气尽血散之象，详矣。顷读《仓公传》有曰：切其脉，得肺阴气，其来数道，至而不一也，色又乘之，故知其当十日溲血死。夫得肺阴气，谓得肺之真脏也。《内经》曰：所谓阴者，真脏也。肺脉短涩而散，故曰其来散。数道者，即如引数线也。至而不一，是真涩也。以溲血死，是气血不相维之过也。其病由于堕马僵石上而肺伤也。仲景《辨脉》曰：咳逆上气，其脉散者死，谓其形损也。拙注以形损为肺体伤损，正与此义暗合。以其脏体瘀败，真气不荣，故脉开散而不聚也。以此推之，凡喘咳病剧，及一切痛疽、跌仆、失血诸证，见此脉者，若兼涩结至而不一，即短期至矣。盖此脉重按，其线仍攒聚指下者，痰实也；其线开散两边者，气散也。旧说八怪脉中，有所谓如解索者即此。

止脉形势吉凶辨

凡癥瘕、积聚、痰凝、水溢、胕肿、痞满、喘促、咳逆、蓄血、停食、风热瘾疹、寒湿筋骨疼痛、心胃气痛，以及忧愁、抑郁、大怒、久思、久坐、夜深不寐，与夫因病过服凉泄，胃气遏伏不通，妇人月闭、妊娠，脉皆常有停止，有停一二至者，有停二、三十至而复来者，即仲景所谓厥脉也。又小儿脉多雀斗不匀，此其多寡疏密之数，举不足为吉凶之据也。详考其辨，盖有四端：一察其不停之至，应指之有力无力，起伏之有势无势也。力与势盛，即为有神；力与势衰，即为无神。一察其停至之顷，是在脉气下伏之后，其力不能外鼓而然者，是为邪所遏，阳不能嘘也；若在脉气上来之后，其力不能内返，因从指下即散，如弦之绝，而不见其下去者，是元根已离，阴不能吸，其余气游奕经络之中而将外脱也。一察其停至之至，是于脉气下伏之后，全不能起，径少一至，是邪气内结也；若非全不能起，已至中途，不能上挺，指下喘喘然摇摆而去者，是中气内陷不振，而将下脱也，稍迟即当变见虾游、鱼翔之象矣。一察其既停之后，复来之至，将起未起之际，有努力上挣艰涩难起之意者，即知其停是邪气所阻也；若起伏自然，如常流利，略无努挣艰涩之情，是其停为元根已离，其余气徘徊于三焦胸腹之空中，进退无定，而将上脱也，稍迟即当变见雀啄、屋漏之象矣。更察其脉之形，无论为紧敛，为洪大，但能通长匀厚，应指有力，高下停匀，或来微衰而去盛者吉也；若应指少力，来盛去衰，及宽大中挟一细线，指下挺亘不移，或上驶如驰如射，又断而累累如珠，及指下如引数线不能敛聚者，是中气败散，为痰所隔而不合，即所谓解索也。故有偶停一二至，而即决其必死者，为其气败而不续也；有久停二三十至，而仍决其可治者，为其气闭而内伏也。更察其证，有病之人必痰塞气逼，不得宣畅，神识昏迷，谵妄躁扰，狂越可骇者，吉也；若气高不下，时时眩目，及神识清明而静者，凶也。无病之人，必胸膈不清，肋胀腹痛，气闷不舒，心中惊惕，寐中肢掣，夜梦纷纭，及见恶物入暗洞者，吉也；若四肢无力，稍动即喘，气高不能吸纳，胸中时时如饥而又不欲食，二便清利频数者，凶也。

摇摆之脉有来去辨

摇摆之脉，《脉简补义》论之详矣。夫邪痼于外，其脉摇摆，在于脉之起而来，此不过邪气痰血之阻滞；正虚于内，其脉摇摆，在于脉之返而去，是必元气脱根，内吸无力，故气不能深稳也。此乃中气虚怯之极，或下寒、内寒，真阳无主，或下热、内热，真阴无主，其情似不欲内返，而其势衰弱，又似迫欲下息，故为之摇摆而下也。如人之力弱举重者，方其举时，犹可撑持，及其下时，遂战栗不支矣。在内寒暴病，尚可急救，其久病及内热而然者，内竭已极，复何能为？

此脉急病，远行入房，寒邪直入命门者有之；久病，虚劳骨蒸，及温热骨髓枯竭，痉而齿龂口噤，与脚气冲心者有之。张石顽论痰饮短气，分呼吸出入，用肾气丸、苓桂术甘汤。其义甚精，与此参看。《史记·仓公

传》有云：脉实而大，其来难者，是蹶阴之动也。所以
然者，为其气滞于血中，即来而摇摆也。又云：脉来数
疾，去难而不一者，病主在心。此即去而摇摆之脉也。
曰病在心者，心主脉，脉之不宁，心气之不能内宁也。
津气消灼，燥痰据于心络，以致怔忡、谵语者，所谓狂
言失志者死也。夫气升出不利，其来也摇；降入不利，
其去也摇。邪气外束，升出不利宜也；至降入不利，非
邪踞于内，即正竭于内也，其危也何如乎？

躁脉有浮沉辨

　　躁脉有浮沉两种：沉而来去如掣，或兼细、兼滑、
兼弦，而无远近盛衰之异者，阳气之虚而内陷，是自郁
也；若为寒湿所遏者，必兼紧数矣。浮而来盛去衰，来
远去近，甫去即来，未能极底，如人之以手探汤而回
者，此内热而中气不安于内，是阴气不吸也。兼洪缓
者，为风热、湿热之有余；兼弱散者，为阴虚骨蒸之不
足。凡患血燥，脉多如此。其证为懊侬烦躁，夜不安
眠，大便秘结，头目昏眩，呼吸短促，多梦纷纭。又骨
性坚敛，气主内吸。骨热者，脉来上促，出多入少。其
证为骨中如坚，肢软欲痿，头颅胀疼，筋脉抽掣，心中
惊惕，是髓中有热也；若加浮散，是髓枯也。《内经》
曰：热病髓热者死。此之谓也。

实洪实散虚洪虚散四脉辨

《脉简补义》论实散之脉，近于洪而不数不盛。其所以异同之故，尚未揭出。夫洪者，或阴虚阳陷，而阳盛于阴，或阴本不虚，而阳邪自盛。此偏于阳盛一边，故其脉洪大而充实有力。实散者，或内湿菀久化燥，或风邪内扰其阴。此偏于阴虚一边，故其脉涣散而平软少力。《慎柔五书》又谓虚损久病，其脉中沉之分，必见虚洪。此又气虚血少，阴阳两亏，而中枢不运者也。血少故不聚不坚，气虚故起伏甚小而无力，是虚散之未甚者。虚洪见于中沉，升降无力，阳气弱而犹未离根；虚散仅见于浮，阴不维阳，阳气散而无根也。故治洪脉，重在泄火，而兼养阴；治实散，重在养阴，而兼理气；治虚洪，补血益气，而剂取轻清；治散脉，益气补血，而剂取温润重浊，收摄滋填矣。此四脉者，其辨只在阴阳虚实、偏轻偏重、一微一甚之间。

濡弱二脉辨

《脉简补义》谓濡、弱二脉，止以浮、沉分名，主病并无分别。究竟非无分别也，前人未经发明耳！夫濡即软也，形不硬也；弱无力也，气不强也。故濡主湿邪，弱主气虚。凡肢体困倦，肌肤胕肿，以及疮疡癣疥，其脉多濡。史载之所谓按如泥浆者，湿兼热也，偏于邪实；呼吸不足，不能任劳，以及盗汗自汗，泄利注下，其脉多弱，气衰不鼓也，偏于正虚。湿能滞气，形软者，应指多是无力；虚能生寒，力弱者，其形不必皆软。故软而不弱，必湿中热盛，浊气上逆也；弱而不软，必虚中挟寒，脉为寒急也。其软、弱并见，而软甚于弱者，湿邪深入肝、脾，而肺、胃气郁也，证见胸膈痞满，肢体酸痿；弱甚于软者，心、肾真阳内怯，而脾、肺气虚也，证见饮食不化，腹痛时泄。阴虚伤湿，脉多沉软；气虚伤风，脉多浮弱。风者，温而毗于燥者也。若形软无力，指下如死曲蟮，患风湿表证者可治，为其气血膹郁停滞也；久病虚损必死，为其气血已呆而不灵，指下之形，乃阴浊之气浮溢经络而仅存未散也。治濡脉者，芳香为主，甘温佐之；治弱脉者，甘温为主，芳香佐之。软而不弱，略加苦寒；弱而不软，再入辛温。此大法也。

牢脉本义

牢脉者，沉阴无阳之脉也，是寒湿深入肝脾；肝脾之体，其腠理为瘀血布满而胀大也。故其证气呼不入，稍动即喘，两胫无力，腰强不便，两胁疞胀，皮肤微胕似肿，最易出汗，声粗气短，喉中介介不清，皆肝脾气化内外隔绝所致，以其本体内塞，气无所输也。近年迭诊四人，大率是忧思抑郁之士也。一以会试留京苦读，冬寒从两足深入上攻，立春之日，忽觉两腿无力，行及数武，即汗大出、气大喘，延至长夏，痿废胕肿，五液注下。一以久居卑湿，经营伤神，春即时觉体倦食少，夏遂全不思食，体重面惨，腰下无汗，身冷不温，行动即喘，肢软腰酸，不能久坐，入冬痿废，次春不起。一以经营劳力，又伤房室，寒湿内渍，夏患咳嗽，误用清肺，咳极血出，入秋遂唾血沫，色赤如朱，遍身微胕似肿，行动即喘，汗出如注，肤凉不温，医仍作内热，治以清泄，秋分不起。一以被劾褫职，先患遍身胕肿，气促喘急，日夜危坐，不能正卧，医治暂愈，仍觉声粗气浮，两腿少力，秋分复发，无能为矣。此四人者，其脉皆沉大而硬，以指极按至骨，愈见力强，冲指而起，虽尽肘臂之力以按之，不能断也。指下或弦紧不数，或浑浊带数，或浑浊之中更带滑驶，指下如拖带无数黏涎也。两寸皆短，两关先左强右弱，后左右皆强，或右强于左，中间亦有时忽见和缓，而未几仍归于牢，且或更甚于前日也。大便不硬而艰秘不下，仲景所谓腹满便坚，寒从下上者也。推其本原，大率是体质强壮，气血本浊，加以湿邪深渍，原借肝脾正气以嘘噏而疏发之，而乃劳以房室，抑以忧思，久之肝脾正气内陷，不能疏发，而寒湿遂乘虚滞入肝脾之体矣。血遂凝于腠理，不得出入，而体为之胀满肿大矣。血凝而坚，气结而浊，故脉为之沉伏坚大也。何以知其为肝脾胀大也？凡六腑五脏，皆有脉以通行于身。寒湿之邪，由脉内传于脏，脏气分布之细络，闭塞不得输泄，而气专注于大脉矣。肝脾主血，其体坚实而涩，最易凝结，故斗殴跌仆瘀血内蓄之人，其脉多有沉弦而大，重按不减者。又疟疾死者，西医谓肝脾胀大，倍于常人。《千金翼方》第二十六卷末，有疟证不能俯仰，目如脱，项似拔。叶天士《临证指南》亦谓疟疾腰痛胀为肝病，是中医早有此说矣。西医谓此即疟母，殊未是。每诊久疟败证，胁胀腰急，其脉亦多是沉大而弦，重按不减也。且见是脉者，多死于秋，或死于春，罕见死于正冬、正夏者。肝、脾受克之期，于病机尤宛然可征者也。当微见未甚之时，急用芳香宣发之剂，疏化寒湿，舒肝醒脾，佐以苦降淡渗，使寒从下上者，仍从下出，加以行血通络，使腠理瘀痹者，渐得开通，或可挽回一二，峻药急服，非平疲之法所能为力也。

弦脉反为吉象说

旧皆以弦为百病之忌脉，今伏思之，亦有以弦为吉者。此必其始，脉来指下累累，断而不续，得药后脾、肺气续，而脉形通连也；其始寸不下关，或尺不上寸，或两头有脉，关中不至，其后三焦气通，而脉形挺长也；其始瀄瀄浮泛，空而无根，其后肾气归元，而脉形厚实也；其始沉弱无力，萎靡不振，其后肝、脾气旺，而脉势强壮也；其始涣散无边，模糊不清，其后阴回气聚,而脉形坚敛也;其始细数无神,起伏不明,其后阳回气充,而脉势畅大,能首尾齐起齐落也。此皆以弦为败脉之转关,以其气由断而续,由屈而伸,由空而实,由散而聚,由衰而振也。其不谓之长,而谓之弦者,阴阳初复,其气只能充于脉管之中,使脉形为之挺亘而有力,尚未能洋溢脉管之外,使脉势条畅温润而有余也。仲景曰:伤寒吐下后,不大便五六日,循衣妄撮,谵语不识人,微喘直视,脉弦者生,涩者死。又曰:汗多重发汗亡阳,谵语,脉短者死,脉自和者不死。又曰:痉病,脉伏坚,发汗后,其脉浛浛如蛇,暴腹胀大者欲解。慎柔曰:虚损,六脉和缓,服四君、保元,热退而脉渐弦,反作泻下血,此阴火煎熬,血结经络者,邪从下窍出也,有作伤风状者,邪从上窍出也。又曰:紧数之脉,表里俱虚,紧犹有胃气,数则无胃气。喻嘉言解仲景下利脉反弦,发热身汗者自愈,谓久利邪气深入阴分,脉当沉弱微涩,忽然而转见弦,是少阳生发之气发见,生机宛然指下。此皆以弦为吉之义也。故久病之人其脉弦紧有力者,是真气内遏而有根也,此尤当于尺部占之,病势困笃,寸关或结或陷,而尺中充长弦实起伏有力者,根本未动也。何者?真气不能充达于上,即当蓄积于下也。世只知尺脉忌弦,而不知尺脉不当忌弦,而忌缓、忌滑也。缓者,呆软无气也;滑者,断而不续也。所谓忌弦者,孤硬之谓也,非长实之谓也。

浮脉反宜见于闭证说

浮泛无根之脉，气之外越也，却宜于闭塞不通之
证，若多汗与滑泄者见之，反为气散气脱，而不治矣。
故伤风化热，久不得汗，热灼津干，肌肤㥏燥，肺气迫
塞，呼吸喘促。其脉每趯趯于皮毛之间，而不见起伏，
不分至数。所谓汗出不彻，阳气怫郁在表。又所谓正气
却结于脏，故邪气浮之，与皮毛相得者也。以酸甘入辛
散剂中，津液得回，大气得敛，即汗出而脉盛矣。何
者？气必一噏而后能一嘘也。若夫温热之病，汗出不
止，而浮滑数疾，是真阴内脱也；伤寒邪深，脉微欲
绝，得药后脉暴浮，与下利甚而脉空豁，是真阳内脱
也；困病日久，屡次反复，其脉渐见浮薄，是阴阳并脱
也。大抵此脉，久病沉困痿倦，与外感新病得汗下后，
俱不宜见。其久病，间有因于燥痰，痰结便秘，气浮而
然者，所谓滑而浮散，摊缓风，用清痰理气，脉转沉
弱，无虑也；若药不应，又常汗出，必死。新病，有伤
寒、疟疾，断谷数日，胃气空虚而然者，督令进食，脉
即沉静矣。所谓浆粥入胃，则虚者活也；不能进食，与
食即注下者死。盖浮薄者津空也，津空而气结者生，津
空而气散者死。

浮脉反不宜发散说

　　凡脉空大无根，按之即散，此阴虚而元气将溃也。用酸甘之剂，敛气归根，脉渐坚敛而实，即为转关，可望生机；若敛而不实，愈硬愈空，又去生远矣。尝见湿温，夹伤生冷，先妄发汗，继过清渗，三焦气怯，膀胱气陷，咳而气上冲击，遍身大汗，大便微溏，小便短涩，舌淡白无苔，小腹胀硬如石，两胫跗肿，脉来空大，稍按即指下如窟，动于两边，应指即回，一息十动以上。急用酸温，枣仁、龙骨、山萸、南烛、首乌、牛膝，入附子、木香、远志、桃仁化积剂中。先两尺敛实，继两关坚实，舌苔渐见白厚转黄，而诸证见瘥。此误汗、误渗，表里俱伤，真阳离根，大气外越，若专用辛热，大汗而脱矣。若用酸温之后，脉愈空愈硬，而应指犹能有力者，不得即委不治。又当减酸，俾将微汗；虚甚者，以甘温佐之。其汗必先战也，汗后，脉必转沉弱，转用酸温调之补之。大凡浮而无根之脉，俱宜兼用酸敛，其真阳离根，脉见芤弦者，每数至一息十动以上，是元阳不安其宅也，宜以酸入辛热剂中。其真阴离根，虚热游奕，脉见澈澈浮散者，宜以酸入甘温剂中。至于温暑，热伤气分，脉浮而洪数且散者，喘促汗出，宜以酸入甘寒剂中，如生脉散之类。得酸而脉敛者，正气有权也；不敛而加数者，真气败也。此皆内虚脉浮者之治法也，皆无与于表邪发散之例。

数脉反不宜用清散说

虚寒而脉数者，元气不能安其宅，如人之皇皇无所依也。其形浮大而㺮，其情势应指即回，无充沛有余之意。夫元气所以不安其宅者，有风、寒、湿邪，从足心、从腰脐上冲，直捣元穴；有因病误服清肺利水之剂，使三焦膀胱真气下泄太过，发为上喘下癃之证，是从下、从里撤其元气之根基也。故气浮于外，潋潋而数，宜用酸敛入辛温剂中。若因劳倦、忧思，伤其大气，以致内陷，而沉细而数者，是阳虚于表，阴又虚于里，非如上文之阳伤于里而越于表也，不但不宜酸敛，亦并不宜辛温，而宜用甘温，如东垣补中益气、仲景小建中之制。《内经》所谓阴阳俱竭，调以甘药者也。故脉之浮数者，有阳伤于内，自越于外者，以酸温敛阳；有阴盛于内，格阳于外者，以辛温消阴。脉之沉数者，有阴虚于内，而阳内陷者，以甘润益阴，甚者以咸温佐之；有阳伤于表，而自内陷者，以甘温助阳，佐以气之芳香者鼓舞之。此四者，皆内伤之数脉，偏属虚寒，而无与实热者也。其治皆宜于补，皆宜于温，而有辛甘酸之不同。

浮缓反不如弦涩说

朱丹溪以弦、涩二脉为难治，而慎柔谓老人或久病人，六脉俱浮缓，二三年间当有大病，或死。何也？脉浮无根，乃阳气发外，而内尽阴火也，用四君、建中服之，阳气内收，反见虚脉，或弦或涩，此正脉也。照脉用药，脉气待和，病愈而寿亦永矣。盖浮缓者，直长而软，如曲蟮之挺于指下，起伏怠缓，中途如欲止而不前者，重按即空，或分动于两边而成两线矣。此脉，凡寒湿脱血，血竭气散，将死之人多有之；老年无病而见此者，精华已竭也。

伏脉反因阳气将伸说

伏脉大旨，《简摩补义》言之悉矣。陶节庵谓伤寒两手脉乍伏者，此将欲得汗也，邪汗发之，正汗勿发之。其所以乍伏之故，尚未指出。夫欲汗而脉反乍伏者，皆因邪气滞入血脉，正气欲伸而血阻之不能骤伸，以致折其方伸之锐气，而相格如此也；或伤寒日久，阴盛阳虚，血脉凝泣，得温补之剂，阳气乍充，鼓入血脉，寒邪不得骤开，故相搏而气机乍窒也；或温病大热，津灼血燥，得养阴之剂，津液初回，正气鼓之，以入血脉，血燥不能骤濡，气机不能骤利，故相迫而致闭也；亦有内伤生冷，外伤风寒，胸口结痛，呼吸喘促，得温化之剂，脾阳乍动，冷食初化，而表邪未开，以致格拒，而气乍窒者；亦有燥屎内结，表邪尚在，得润降之剂，燥屎将下，正气运于内，不及捍于表，表邪乘机内移，正气又旋外复，以致相激，而气乍窒者。此皆气急欲通，而未得遽通所致。若本有汗，及下利不止，而忽然无脉者，真气散、气脱也；又有伤风日久，或先经误汗，阴虚戴阳，津空气结，气搏于表，其脉浮薄，止趯趯于皮毛之间，稍按即散，得生津之剂，阳气乍交于阴，其脉内敛。何者？凡气必先一噷而后能一嘘也。此证若不先用生津，以辛温强汗之，脉气不得先伏，而即出汗，即刻气喘而脱矣。前伏为邪正之相搏，此伏为阴阳之相交。其得汗，皆所谓战汗之类。邪正相搏者，其躁扰往往甚厉，吴又可谓之狂汗。阴阳相交者，正虚邪微，但略见口噤、肢厥而已。陶节庵有正汗、邪汗之辨。邪汗即邪正相搏者也，故曰发之，谓助其正气也。

代脉结脉反为阳气将舒伏气将发说

止歇之脉，有无关败坏者，以其气结也；亦有见于阳气将舒之际者，正伸而邪不肯伏，所谓龙战于野，其血元黄也。大旨与上篇伏脉之义相近，但有脉已浮盛，仍自参伍不调，或夹一二至小弱无力，或径停止一二至；又有过服寒降，胃阳内陷，右关独沉，或初来大，渐渐小，更来渐渐大，即仲景所谓厥脉也。其渐小之时，有小至于无，相间二三十至之久，而始复渐出者。此脉须与证相参，有阴阳格拒之证，且指下不散不断，尺中见弦，有力有神，即是阳气初伸未畅，进退交争之象；若尺中散断无力，气脱何疑？又尝见痘疹、瘟疫、痛疽大证，伏气将发未发，其脉每先于半月十日前，忽见结涩，疏密不一，参伍不调，此阴阳邪正已交争于内也，亦是气机将欲发动之兆，而吉凶未分。大抵弦细而疾者多凶，宜豫为补气益血；洪缓而数者少凶，宜豫为生津活血也。

短 脉 余 义

《脉简补义》叙短脉详矣，然犹有未畅也。凡脉形短缩，不能上寸者，有气虚与气郁之辨。察其关之前半部紧而有力，似欲上鼓而不得者，是气郁也，必有实邪。察其风寒痰饮，分表里治之。若软散无力，无上鼓之势者，是气虚也。其虚又有肺、脾、肾之辨：脾、肺气虚者，关后脉平；肾气虚者，尺中必陷而起伏小也。至于厥厥累累，如豆如珠，亦短脉也，必形坚有力，乃为阴阳邪正之相搏；若漉漉欲脱，驶而无力，气衰不续也，关后尺中见之，尤为气脱无根之兆。

已死有脉复生无脉

常有死后一日半日，气口脉犹动者，此惟富贵人多有之。其故由于平日颐养丰厚，所谓取精多用物宏，魂气深固难散，或病中多服人参，摄其无根虚阳，结于胸中，不得遽散也。故少年急病，及强死之人，有半日身温者，亦以生气未尽也。更有死后暂复回生者，身凉无脉，神气清明，言谈娓娓，曲尽情理，反胜平日。此游魂为变，亦惟少年屈死，及志奢未遂者有之。此皆无关于诊治，而不可不知其理。

胎怪脉鬼胎脉

胎脉变幻最多，《脉经》总以阴阳嘘噏停匀为主。乃近尝诊有细弱而两旁涣散有晕，一息五至以上，来盛去衰，仅在浮中之候，重按即空，细审举按之间，指下微见滑疾，全似血虚气燥之脉。此血虚有热之妇，一二月之孕多见之。若专据脉，不知为孕也，亦必以甘酸之剂养之，方保不堕。鬼胎脉，曾诊一人，其尺部沉细而驶，指下似滑，短居关后，不能上寸，三部脉俱不扬，起伏甚小，诊于八九月之期，仅似初孕二三月者，别无奇怪之处，气血不足之妇，多有此脉。当时殊不知为鬼胎也，其后屡次腹痛欲产，而腹渐消索矣，亦无他病。

　　王汉皋谓有始孕不及十日半月，其人狂厥欲死，但时发时止，发如病危，止即如常，即须防是有孕，而未明言，所以致此之故也。历验所诊始孕，怪脉、怪证甚夥。其证或极寒内栗，或极热如焚，或气短欲绝，或汗出不止，或遍身发斑，或腹痛如撮。其脉或一部不见，或一部坚搏，或忽来忽止，形如雀啄，或时大时小，早晚不定。推原其故，皆因受胎之顷，或正值劳倦，或正值醉饱，正值饥渴，或正值风凉，正值暑热，或正值惊恐，或正值忧虑，或正值忿怒，或素体血虚，经后肝燥，津液未回而即孕，或睡未足而惊醒，血未归心。此皆正气未复，而即受胎，诸气即挟之而入胎矣。胞脉络心，其气相感，故见诸脉证也。私胎多有此象，以其神明不定也。二三月后，邪气渐散，正气渐复，即不见矣。亦有必须以药调之者，否则有伤堕之虞也。

伏湿冲气脉

　　湿脉皆呆软也，挟寒兼敛，挟热兼散，而湿之深伏血分及下焦者，大率挟寒为多。其脉专见于沉分，若挟热者，必连及中、浮也。尝诊上感风寒，痰多肺闭，热遏于胃，素又肝燥，上寒中热，肝胃火冲，而肺不得宣，以致气逼欲喘，舌苔薄黄而燥，两边反厚，然证甚于夜。其脉右弦左弱，中按皆弱而散，沉按皆指下有线，长而呆软不动，知其下焦小肠、膀胱伏有寒湿也。

其气冲喘逼，固由肝火，亦由寒湿自下格火上迫也。《脉简补义》谓湿据阴分，其沉分必呆板不灵者，即此。法以芳香轻清宣上，苦坚咸润清中，辛降淡渗搜下，此三焦异气并治之法也。若上焦无外感，即无须宣上，而下焦辛降，不妨稍从燥烈矣。若下焦湿已化热，脉浊不清，即无须搜下，而苦坚可以兼治矣。按《金匮》以桂苓味甘汤治冲气，加干姜、细辛。即冲气复动，其为肾寒而肝燥有热可知。此宜得《内经》食而过之之义。

结气伏热脉辨

结气与伏热在内者，其脉皆沉滑也。何以别之？大抵气脉必兼弦，以其气实于内也；热脉必兼洪，以其热鼓于内也。亦有气脉单沉弦而不滑者，不兼热也；若热盛，即兼洪，而兼伏热矣。热脉单沉洪而不滑者，以无郁也；若郁甚，即兼弦，而兼结气矣。结气之治，辛平宣散，不必降也；伏热之治，苦寒清降，必兼散之。凡病日久，大率皆有伏结，三焦之气不能专一，故丹溪治病，必兼郁法。

太素约旨 彭用光书繁杂无绪，兹撮其要，撰为此篇，以备诊家一法

男子左手为主，以肾为己身之位。按男女皆以左为主，以肾为己身，但女有夫位之异。谓女以右为主者，非。

左主贵，右主富；左主内，右主外。如性情为内，官禄为外；本身为内，他人为外之类。又浮主外，沉主内。

两寸主早年，两关主中年，两尺主末年。

心主性情邪正，主智愚，沉候主之。主父母，主官爵，亦主科名。浮候主之。下并同。

肝主谋略，主威权，主忠诈，主科名，亦主官爵。凡诸部所主，事有相类者，即须合参之。

肾主寿元，主子孙，主志气坚定。命门亦同。脉来闪灼，志即不定。

肺主节操，主祖业。凡在我上者，如君相鉴赏、贵人提拔之类，升迁降调之事，皆主之。与肝脉合参。

脾主兄弟，主妻妾，主财禄，主忧乐，主劳逸。忧脉沉陷，劳脉洪浊。

命门主寿元，主奴仆，亦主子孙。两尺亦主祖业根基。

寸宜稍浮，尺宜稍沉。左宜清长匀滑，忠正清贵；右宜缓洪匀滑，富贵宽和。六部浮沉匀滑，来去分明有力，不涩不散，不空不断，不紧不细，为吉也。涩者，艰窘悭吝之象。空散者，虚浮放荡无根之象。断者，变幻无常，短缩不足之象。细者，萧条之象。紧者，坚僻孤露之象。故涩、细、空散，主贫贱无业，富贵见之，失官失财。紧、细主贫，主孤，主悭吝，主奸诈。断主诈，主夭。洪浊奔涌，左主性情乖张，主劳碌，主风波。右主富不好礼，主孤露无后，亦主劳碌。沉陷者，气不扬也，主性情阴贼，抑郁忧思不解；卒然见之，必有丧失刑克。心、肝弱陷，肺脉洪浊，庸懦贪污。心脉细短，肾脉沉弱，卑鄙无志，甘为下流。奴仆又宜此脉。肝脾匀缓，即忠其主。

左手清长，而紧急不舒，起伏不大，主贵而不富，刻薄躁急褊吝。清长匀滑，宽和慈惠，富贵无忧。紧细而滑，机巧变诈。

左手洪缓，主性情宽和，家道丰裕。洪浊，主愚鲁，劳碌，风波。

右手清长匀滑，主富而好礼。清坚而孤，主贫，主僧道，骨肉无亲。

右手洪浊，主富而不贵。洪紧，主富而悭吝。洪中见涩，先富后贫。

心脉弦细，肝脉沉陷，脾脉弦紧，主境遇蹇涩，忧郁不舒。兼涩，失官失财。空散，破家荡产。两尺孤涩，主无子丧子，祖业萧条。沉滑相得，子孙众贤。浮盛匀滑，奴仆得助。

诸脉常见如此者，主一生之定局；乍见如此者，主暂时之祸福。须看清中有浊，滑中有涩，散中有聚，总以起伏上下有力有神，察之其吉凶祸福微甚迟速，以四时五行生克决之。

女子心肺为夫，在家主肺，出嫁主心。按肝亦主夫之显晦得失也。

女子肝脉长缓，夫旺；洪浊，夫旺身劳。肝脉弦紧，心脉弦细，性情阴险，刻薄寡恩。脾脉洪缓，衣食丰盈。心脉匀滑，善于持家。心肝脉清长而缓，主夫荣贵。坚长而孤，主贞节。细短沉陷，主刑克。

大抵男子脉宜充长，而浮盛于沉也；女子脉宜柔润，而沉盛于浮也。性急人脉急，性缓人脉缓。肥人脉宽缓清细者，正是福德；瘦人脉宽大长秀者，正是发达。衰弱之脉来势颇盛，是为将进；洪缓之脉来势颇衰，或兼微涩，是为将退。

卷三 证治类

冬伤于寒春必病温冬不藏
精春必病温冬不按跷春不
病温义不同

冬伤于寒，是感受冬时闭藏之令太过也。不藏精与按跷，是疏泄之太早，冬行春令，而奉生者少也。判然两义，王好古混而同之，张景岳、喻嘉言从而和之。一若冬时只有疏泄太早之病，而无闭藏太过之病，是不通也。且《内经》冬不藏精、冬不按跷，不与四时递言。何者？此但主阳舒阴敛之义，对夏暑汗不出而言，不合四时五行循环之气也。冬伤于寒，是与春伤于风、夏伤于暑、秋伤于湿递言，皆各因其时令本气之太过也。夫冬伤于寒者，寒气外逼，则卫气内陷，而荣气为所灼耗也。冬日皮肤宜温，夏日皮肤宜凉。若冬日薄衣露处，皮肤皆寒，则腠理致密，卫气略无伸舒，而内积于荣分，津液隐为所销，内热有太盛欲焚之虑矣。人身八万四千毛孔，皆气所出入之道也；气不出入，则必内郁。西医谓人身有炭气、有养气之分。养气即平气也。炭气即郁浊之毒气也。冬伤于寒，束住卫气，郁而不舒，则

为炭气，其发病为温热，不亦宜乎！不藏精者，荣气外
泄，与此异矣。然二者病机虽各不同，而多出于贫苦。
何者？力食则汗泄非时，而不藏精；游手则薄衣露处，
而伤于寒。其病也，一由宣泄之太早，一由闭遏之太
过，虽同为温病，而治法又有不同矣。不藏精者，宜固
本而养阴；伤于寒者，宜宣郁而解表也。诿曰不藏精即
伤于寒也，以虚为实，其治法有不误而杀人者乎？

燥湿同形同病

　　燥湿同形者，燥极似湿，湿极似燥也。《内经》以
痿躄为肺热叶焦，以诸痉强直皆属于湿，其义最可思。
故治法有发汗利水以通津液者，有养阴滋水以祛痰涎
者。张石顽曰：常有一种燥证，反似湿痹，遍身疼烦，
手足痿弱无力，脉来细涩而微。重按则尤，以阴虚也。此阴血
为火热所伤，不能荣养百骸，慎勿误认湿痹而用风药，
则火益炽而燥热转甚矣。宜甘寒滋润之剂，补养阴血，
兼连、柏以坚之。又曰：凡脉浮取软大，而按之滑者，
湿并在胃之痰也；按之涩者，湿伤营经之血也。夫《内
经》云：湿流关节。又云：地之湿气，感则害人皮肉筋
脉。如此，则血液不得流通，而燥结之证见矣。故湿之
证，有筋急，《内经》因于湿，大筋软短也。口渴，有欲饮、有不欲饮
者。大便秘结，肺中浊气不降。小便赤涩。太阳经、腑气皆郁滞。燥
之证，有肢痿，胸满溏泻，微溏而泻不多。痰坚，黏结胸中，力

咯不出。**咳嗽**。湿咳夜甚、卧甚，燥咳昼甚、劳甚。更有病湿脉涩，以气滞也，必兼弦紧；病燥脉滑，以阴虚也，必兼芤弱，按之即无。此皆同形而异实也，宜求其本而委曲以治之。

按：风、寒、暑、湿、燥、火六淫之邪，亢甚皆见火化，郁甚皆见湿化，郁极则由湿而转见燥化。何者？亢甚则浊气干犯清道，有升无降，故见火化也；郁则津液不得流通，而有所聚，聚则见湿矣；积久不能生新，则燥化见矣。故吾尝说六气之中，皆有正化，惟燥是从转化而生。前人谓燥不为病，非无燥病也，谓无正感于燥之病也。凡转筋、疔疮、阴疽、心腹绞痛，皆燥化之极致也，皆从湿、寒、风、热转来。

燥湿同病者，燥中有湿，湿中有燥，二气同为实病，不似同形者之互见虚象也。张石顽曰：每有脾湿肺燥之人，阴中之火易于上升，上升则咽喉作痛而干咳，须用贝母之润，以代半夏之燥，煨姜之柔，以易干姜之刚，更加姜汁竹沥，以行其滞。又有素禀湿热而挟阴虚者，在膏粱辈少壮时每多患此，较之中年以后触发者更剧，又与寻常湿热治法迥异，当推东垣、河间类中风例，庶或近之。原文云：素禀湿热而挟阴虚者，以其平时娇养，未惯驰驱，稍有忧劳，或纵恣酒色，或暑湿气交，即虚火挟痰饮上升，轻则胸胁痞满，四肢乏力，重则周身疼痛，痰嗽喘逆。亦有血溢、便秘、面赤、足寒者，甚则痿厥瘫废不起矣。大抵体肥痰盛之人，则外盛中空，加以阴虚则上实下虚，所以少壮犯此最多。若用风药胜湿，虚火易于僭上；淡渗利水，阴津易于脱亡；专于燥湿，必致真阴耗竭；纯用滋阴，反助痰湿上壅。务使润燥合宜，刚柔协济，始克有赖。如清燥

汤、虎潜丸等方，皆为合剂。复有阴阳两虚，真元下衰，湿热上盛者，若乘于内，
则不时喘满、眩晕；溢于外，则肢体疼重麻瞀。见此，即当从下真寒上假热例治
之，否则防有类中之虞。即此痰厥昏仆，舌强语涩，或口角流涎，或口眼㖞斜，或
半肢偏废，非内热招风之患乎？历观昔人治法，惟守真地黄饮子，多加竹沥、姜
汁，送下黑锡丹，差堪对证。服后半日许，乘其气息稍平，急进大剂人参，入竹
沥、姜汁、童便，啐时中分三次服之。喘满多汗者，生脉散以收摄之。若过此时，
药力不逮，火气复升，补气之药又难突入重围矣。服后元气稍充，喘息稍定，更以
济生肾气丸，杂以黑锡丹一分，缓图收功可也。至于但属阳虚而阴不亏者，断无是
理。虽邪湿干之，亦随寒化，不能为热也。即使更感客邪，自有仲景风湿、寒湿治
法可推，不似阴虚湿热之动辄扼腕也。按此论义理精微，治法确凿，真不厌百回读
云。

　　按：上所论，乃脾湿热而肾虚燥之事也。尝考《金
匮》黑疸，亦即脾胃湿热流积于肾之所致也。《折肱漫
录》云：脾胃湿热盛，则克伤肾水。《内经》云：肾者，
胃之关也。水之入胃，其精微洒陈于脏腑经脉，而为津
液，其渣滓下出于膀胱，而为小便，皆赖肾中真阳有以
运化之。肾阳不足，则水之清浊不分，积而为饮，泛而
为肿，此脾肾湿寒之证也。若脾胃湿热，肾阴又虚，则
湿热下陷于肾，而为黑疸。何者？肾恶燥者也。肾燥而
适脾湿有余，遂吸引之不暇矣，遂不觉并其热而亦吸之
矣。湿热胶固，菀结浊气，不得宣泄，熏蒸渐渍，久郁
下焦，致血液之中久不得引受清气，而色为浊暗矣，故
为黑疸也。若早治得法，肾阴早复，则阳气有所助，而
力足以运浊下出矣。若其始肾阴不亏，则本无借于脾之
湿，而不致吸受其毒矣，故黑疸发原于肾燥也。故治法
往往有滋阴与利水并用者，此之谓也。按：肾气丸，即滋阴利

水之剂。内泽泻、茯苓、桂枝，即五苓之法也；地黄、薯蓣、山萸，滋阴之药也；丹皮、附子，所以行经通络也。

寒热同形同病

寒热同形者，寒极似热，阴寒逼其微阳外越也；热极似寒，所谓热深厥深也。更有久服温补，清浊混处，畏寒异常，攻以寒下之剂，而阳达寒退者。前人之名论、治案夥矣。同病者，真寒、真热二气并见也。如伤寒大青龙证，是寒束于外，卫陷于内，而化热也。其人必胃热素盛者。太阳中暍，是先伤于暑，后伤冷水，乃寒热两感之病也。《内经》论疟，义亦如此。此表寒里热也。须辨其浅深轻重，气分血分，而分治之。表热里寒，则有内伤生冷，外伤烈日，发为霍乱者；瓜果酒肉，杂然并食，发为痢疾者。至于上热下寒，是肺热肾寒，内虚之病也；亦有下受寒湿，逼阳上升者；前人皆有名论。独有上寒下热，真阳怫郁之证，近日极多。其脉沉之见滑，或兼大；浮之见弦，或兼细。其病因，或由久受湿寒，阳气不得流通，或因微热，过服清肃之剂。每怪前贤，绝无论及，及读许叔微破阴丹一案，乃深叹其独具只眼也。又有气寒血热、血寒气热之辨，即仲景荣寒卫热、卫寒荣热之事也。血热则脉形缓大，气寒则起伏不大而无力，血寒则脉形紧小，气热则来势盛大而有力矣。此亦前人之所未及也，惟叶天士通络之说，于此等病治法甚合。吾每窃取而用之，其效殊捷。又有其人本寒而伤于热，及本热而伤于寒，日久往往与之俱化。若初起未化，与邪盛而不化者，其治法须仿《内经》治胜安伏之义，恐得药后复化也许案附。

乡人李信道得疾，六脉沉不见，深按至骨，则若有力。按周本"若"字作"弦紧"。头痛，身温，烦躁，指末皆冷，中满恶心，两更医矣。医皆不识，止供调气药。予因诊视曰：此阴中伏也阳。仲景法中无此证，世人患此者多。若用热药以助之，则为阴邪隔绝，不能导引真阳，反生客热；若用冷药，则所伏真火，愈见消烁。须用破散阴气，导达真火之药，使火升水降，然后得汗而解。授破阴丹二百粒，作一服，冷盐汤下。不半时，烦躁狂热，手足躁扰，按周本"躁"作"燥"。其家大惊。予曰：此俗所谓换阳也，无恐。须臾稍定，略睡，已中汗矣。自昏达旦方止，身凉而病除。硫黄、水银、陈皮、青皮四味，面丸，冷汤下，名破阴丹。

阴盛阴虚脉证辨篇中所援诸论，并出张石顽《医通》

《内经》云：阴盛生内寒，阴虚生内热。其证候不同矣。阴虚之脉，数散而涩；阴盛之脉，迟紧而涩。其脉象不同矣。阴虚宜甘润填阴，阴盛宜辛温振阳。其治法更不同矣。况阴盛格阳于外，与阴虚阳越于外，其机括尤不同也。阴踞于内，升降不调，阳欲内返而不得，此阴力之能格阳也；阴虚不能维阳，无根之阳不能内返，游奕于外，此微阳之自外越也。而前贤每以脉浮而大，按之无力，为阴寒内盛之脉；以面热戴阳，烦躁不安，为阴寒内盛之证。喻嘉言所讥为传派不清者也，殊不知此正阴虚阳越之事。其治宜温润填阴以安阳，无大热温经以回阳也。至于脉沉细而疾，渴欲饮水，烦躁闷乱，此阴痼于外，阳怫于内之象也，而曰阴盛格阳，水极似火，不亦误乎？即用热剂，如许氏之破阴，亦彻外阴以透伏阳，岂驱逐伏阴之谓乎？若夫所谓内外有热，其脉沉伏，不洪不数，但指下沉涩而小急，此为伏热，不可误认虚寒，以温热治之，是益其热也。此又阴虚而阳气下陷，入于阴中，所谓荣竭卫降者也，与上文阴盛阳郁之证，又自霄壤。大抵阴盛于内，为内实，其脉象决无按之反芤者，非牢即坚，即细紧耳！惟阴虚者，精血内空，阳气外迫，其脉则浮大而芤矣。第阴盛之人，有阳虚，有阳不虚；阴虚之人，有阳盛，有阳不盛。从阴引阳，从阳引阴，喻嘉言有三分七分、昼服夜服之论矣。此专就虚劳一病言之也。若寻常杂病，只于本病对治剂中，用药略有偏寒偏热、兼升兼降、重散重敛之不同耳！即如阴盛之人，阳虚者，直用温经回阳矣；阳不虚者，用温化之药，加以微苦微酸，清肃浮阳，使之内合也。阴虚之人，阳盛者，是内热也，宜甘润咸润以填阴，佐以参、芪、升、柴补气建中之品，提挈阳气出返阳位也；阳不盛者，即浮阳外越也，宜温润兼补脾肾，酸辛并用可矣。此内伤治法之大略也。总宜审察脉象，以决病机，无惑于重按全无是为伏阴之说，庶不致寒热攻补之倒施耳！

东垣治一人脚膝痿弱，下尻臀皆冷，阴汗臊臭，精滑不固，脉沉数有力，是火郁于内，逼阴于外也。精不固者，髓中混以湿热也。小柴胡去参，加茯苓、胆草、黄柏苦寒泻之而愈。

节庵治一壮年，夏间劳役后，食冷物，夜卧遗精，遂发热，痞闷。至晚，头额时痛，火热上乘也；两足不温，脾气不下也。医谓外感夹阴，以五积散汗之，烦躁，口渴，目赤，便秘。明日，以承气下之，但有黄水，身强如痉，烦躁更剧，腹胀喘急，舌苔黄黑，已六七日矣。诊其脉，六七至而弦劲，急以黄龙汤，下黑物甚多，腹胀顿宽，烦躁顿减，但夜间仍热，舌苔未尽，更与解毒汤，合生脉散，加地黄，二剂热除，平调月余而安。

瘟 疫 脉 沉

近日时疫之病，有所谓喉痧者，初起脉俱沉细，三部以两尺为甚，两尺又以左手为甚，其初至数尚清，应指有力，一二日后渐见躁疾，模糊伏匿，按之即散。旧谓瘟病邪从中道，起于阳明，其脉右大于左。窃谓此乃热浊之毒气熏蒸肺胃，脉形必是缓长洪大，浑浑不清，为气浊而中焦湿热也。近时病情，乃邪伏少阴，或冬暖不寒，阳气不潜，阴精消散；或膏粱无节，脾胃浊热下流，克伤肾水；或房室无度，阴精下夺，至春阳气欲升，阴精不能载阳上达，故虚阳之已升者，中道而止于咽喉，不能达于大表也。其毒气之未能全升者，下陷于肾中，熏蒸燔灼，阴尽而死。所谓逆冬气则少阴不藏，肾气独沉也。治法，尝拟用猪肤汤、麻辛附子汤，二方并用，减麻黄，附子改用生者，并重加党参，以达其毒，毒散阴可存矣。世每泥于喉证发于肺胃之成法，用苦寒清降，以清肺胃，故热毒愈无由达也。张石顽曰：伤寒以尺寸俱沉为少阴；少阴一经，死证最多，为其邪气深入，正气无由自振也。若夫春夏温病热病，而见沉小微弱短涩者，此伏热之毒滞于少阴，不能撑出阳分，所以身大热而足不热者，皆不救也。惟沉而实，见阳明腑实证者，急以承气下之，不可拘于阳证阴脉例也。凡时行疫疠，而见沉脉，均为毒邪内陷，设无下证，万无生理。此论可谓详矣。至谓脉沉无下证必死者，为其不可下也，下之亦必死。然则于万死之中，而求一生，宜何道之从？曰：不从下夺，而从上提，重填其阴，以举其阳，庶有几乎！何者？此人金水并虚，木火并实，实者散之，虚者滋之，金复则自上而挈之，水复则自下而托之。如此而不生，可告无罪矣。近有自负明医，专用桂、附、椒、姜，燥阴耗血，谬称托邪外出，引火归原，应手辄毙。其罪与用苦寒清上者等。

血 热 血 干

伤寒阳明病，有热入血室证。妇人伤寒，经水适来
适断，血室空虚，邪易陷入，有热入血室证。其证皆谵
言妄语，甚或狂走见鬼，午前明了，午后昏瞀，入夜尤
甚，倦卧，不知饮食，不能转侧。其病之轻重，固由热
之微甚，而亦有血虚、血实之分。血实，则邪热之浊气
有所聚而见重；血虚，则津枯神散，邪不得聚，反能略
知人事。其治法亦有偏重攻血，偏重养津之殊矣。

赵晴初曰：凡外感之病涉心者，皆在心包络与血脉
也。邪入包络则神昏，邪入血脉亦神昏，但所入之邪有
浅深，所现之证有轻重。如邪入包络，包络离心较近，
故神昏全然不知人事。如入血脉，血脉离心较远，故呼
之能觉，与之言亦知人事。若任其自睡而心放，即昏沉
矣。有邪在血脉，因失治而渐入包络者，此由浅而入深
也；有邪在包络，因治得其法，而渐归血脉者，此由深
而出浅也。又有邪盛势锐，不从气分转入，不由血脉渐
入，而直入心包络者，陡然昏厥，其证缓则不过一日，
速则不及一时告毙，以其直入包络，而内犯心也。此论血
脉、心包邪有浅深，证有微甚也。

李东垣曰：伤寒传至五六日间，渐变神昏不语，或
睡中独语，一二日，目赤，唇焦，舌干，不饮水，稀粥

与之则咽，不与则不思，六脉细数而不洪大，心下不
痞，腹中不满，大小便如常，或传至十日以来，形貌如
醉人状，虚见，神昏，不得已，用承气下之，误矣。不
知此热邪传手少阴经也，导赤泻心汤主之。与食则咽
者，邪不在胃也。不与则不思，以其神昏也。既不在
胃，误与承气下之必死。伤寒温热传变，多有此证，不
可不察也。

张石顽曰：有一种舌苔，中黑而枯，或略有微刺，
色虽黑而无积苔，舌形枯瘦而不甚赤。其证烦渴，耳
聋，身热不止，大便五六日或十余日不行，腹不硬满，
按之不痛，神识不昏，昼夜不得睡，稍睡或呢喃一二
句，或带笑，或叹息。此为津枯血燥之候，急宜炙甘草
汤，或生料六味丸，换生地，合生脉散，加桂，滋其化
源，庶或可生，误与承气必死，误与四逆亦死。此与上条，
皆论血干之证也。

温热发斑其人反清附：虚劳将
死，其人反清

凡人周身百脉之血，发源于心，亦归宿于心，循环
不已。热入血脉，必致遗毒于心，故神昏、谵妄也。前
论患温热者，津枯血少，则神明不昏，昼夜不寐。何
也？盖血实则浊聚，血虚则神散也。更有津血全无，神
明全散，温毒之极，至于发斑，而人清反异于平日者，
此为不治。前人未道，独车质中曰：温病发斑，独有阳

证人清者，见洪滑之脉，宜细心参酌，勿可轻许妄治。又曰：发斑证，神气清楚，仰卧不能屈伸者不治，神气昏沉者可生。张石顽曰：温热之病，外感与正气相搏，则神气昏瞀；内伤正气本虚，则神志清明，至死不惑。此皆阅历深到之言，昔贤所未齿及也。曾忆某年秋月，天津盛疫，温毒发斑，患者身如釜蟹，鼻准独白，其人倦卧难动，神清语朗，临死犹委婉言谈。起病即属不治，且专在幼童，传染至速，其死在五六日之间。不过一月，死者数千，真奇惨也。夫邪攻包络，或入血脉，与夫血液燔灼干涩，神机既息，清气全无，自应昏昧，反见精灵，能知门外之事，与人言皆曲尽情理，甚于平日，总由血虚津枯，菁华已竭，元神离根而外越，不较之元气离根而上越者，更危乎？故凡病伤寒、温热、痘疹、斑痧、痈疽，为日稍久，转见神气清明，长卧难动者，即为心绝，是命尽也。每见读书苦思之士，一病温热，阳明未实，血室未热，即见谵妄者，心虚气怯，望风先靡也。又见孤臣、寡妇，忧愁郁结，饮食不甘，夜不成眠，渐见肌肉消瘦，毛发、面色转见鲜美，目光外射，直视不瞬，及至临死，谈论歙歙，拱谢而逝。观者莫不异之，此皆元神离根而外越也。

自啮狂走是气血热极非祟也

《灵枢·口问》人之自啮舌者，何气使然？曰：此厥逆上走，脉气辈《甲乙》作皆。至也。少阴气至，则自啮舌；少阳气至，则自啮颊；阳明气至，则自啮唇矣。《素问·阳明脉解》阳明主肉，其脉血气盛，邪客之则热，热甚则弃衣而走，登高而呼，或至不食数日，反能逾垣上屋者。四肢为诸阳之本，阳盛则四肢实，实则能登高也；热盛于身，故弃衣而走也；阳盛则使人妄言骂詈，不避亲疏，而不欲食，故狂走也。二者证见于气，而病本于血。何者？凡血热极，津枯而燥，则肉痒难忍，虽抓搔至血流，犹不能止，恨不刀割而针刺也；热势稍杀，则痛作矣。夫人身之血，如胭脂然，有色有质，可粉可淖，人血亦可粉可淖者也。其淖者，津液为之合和也。津液为火灼竭，则血行愈滞，火热既盛，则气行愈悍，血滞于前，气悍于后。凡气之行也，前者往，后者续，以是循环无已。今则前气滞而未往，后气悍而涌至，气气相挤，而迫于血脉之中，于是血脉之中逼迫不通，胀闷万状，其余气旁溢于细络，更与脉外之气相逆，则皮肤之下又隐隐作痒，遂不自觉其自啮，破肉坏形而不可止矣。仲景亦谓持强击实，以手把刃，坐作疮也。故病有嚼舌而死者，有遍身抓搔，皮破血流，寸无完肤，辗转床褥，气尽而死者，世皆指为冤业，孰知伤寒时病，此类极多，实为心脾血热之所致耶！此固由邪热太亢，而由误服热药温中发汗者尤众，本承气、白虎证，而妄用四逆、理中，势必至此矣。医者指为鬼祟，以文其过；病家认为夙业，以诬死人，岂不枉哉！

事已至此，无策可施矣。若先于势未盛时，重用石膏、大黄、生地、丹皮、栀子之属，大剂温凉服之，犹可救也。凡患时气热病，初宜清热养液，如白芍、二冬、茅根、竹叶、石膏、知母之类，以掣出热邪，若大便不利，证显阳明，即防热入血分，三承气不可缓也。夫血犹舟也，津液水也。医者于此，当知增水行舟之意。叶天士所谓救阴不在补血，而在养津。即此义也。苟不知此，妄行温补，或妄发散，则血燥而气盛，气盛则壅，壅于小络，则为喢，壅于大经，则为狂走，其轻者壅于肌腠，亦变为瘾疹，欲出不出，而同归于死。经曰脉气辈至者，骈至也。骈至，故阳盛气实，脉胀自破也。

痰饮分治说 缪仲淳、柯韵伯俱有此

说，而未畅未确，今为伸其说如下

饮者，水也，清而不黏，化汗、化小便而未成者也。痰者，稠而极黏，化液、化血而未成者也。饮之生也，由于三焦气化之失运；三焦之失运，由于命火之不足。经曰：三焦者，决渎之官，水道出焉。膀胱者，州都之官，津液藏焉，气化则能出矣。盖水入于胃，脾气散精，上输于肺，此即津也。其渣滓注于三焦，为热气蒸动，则不待传为小便，即外泄而为汗，故汗多则小便少也。下行入于膀胱，而膀胱有上口，无下口，仍借三焦之气化，始能下出，故曰气化则能出矣。其在三焦，则曰水，在膀胱，则曰津液者，水在三焦，质清味淡，外泄为汗则味咸，下泄为溺则气臊，皆受人气之变化，而非复清淡之本质矣。故汗与小便，皆可谓之津液，其实皆水也。火力不运，水停中焦，上射于肺。治之之法，补火理气，是治本也；发汗利小便，是治标也。痰则无论为燥痰，为湿痰，皆由于脾气之不足，不能健运而成者也。盖水谷精微，由脾气传化，达于肌肉而为血，以润其枯燥；达于筋骨而为液，以利其屈伸。今脾气不足，土不生金，膻中怯弱，则力不能达于肌肉，而停于肠胃，蕴而成痰矣。已达于皮膜者，又或力不能运达于筋骨，故有皮里膜外之痰也。又多痰者，血必少，而骨属屈伸时或不利，此其故也。治之之法，健脾仍兼疏理三焦，以助其气之升降运化，是治本也；宣郁破瘀，是治标也。燥痰则兼清热生津，痰乃有所载而出矣。所以必用破瘀者，痰为血类，停痰与瘀血同治也。治痰不得补火，更不得利水；补火、利水，即湿痰亦因火热郁蒸，愈见胶固滋长，而不可拔矣。此痰饮分治之大义也。至于患饮之人，必兼有痰，患痰之人，亦或有饮，二证每每错出，此古人治法所以不别也。不知病各有所本，证各有所重。患饮兼痰者，治其饮而痰自消，痰重者，即兼用治痰法可也；因痰生饮者，治其痰而饮自去，饮重者，即兼用治饮法可也。

论 咳 嗽 前人每以有声无痰、有痰无声

细分咳嗽二字，今概不取。无声即不得为咳嗽矣，
且亦安能无痰？但多少、厚薄、难出易出有不同耳

《素问·咳论》分五脏、六腑、四时，以决其病之
吉凶。凡百病皆以自腑入脏者为渐深，而咳病独以由脏
出腑者为日久。盖百病是邪气内侵，咳是真气外脱耳！
咳之为病也，五脏皆为之振动，内气不宁，渐离其根
矣。今条析其证之轻重如下：

卒然咳嗽，连声不可暂止者，此冷风随呼吸而袭肺
也。此风袭肺则咳嗽，袭胃则吐逆，吐逆更属于咳嗽，
杀人更速，故小儿当风饮食，最所忌也。急宜温散，以
桂枝为君，力制风木猖獗之势。故凡风势之来，其风之
头最厉，急入户避之，即卒无可避，亦宜谨护口鼻为
佳。

外感风寒，恶寒发热，亦多有咳嗽者。此风寒由经
入肺也，宜先表散，久则兼清降。其咳声清响，而昼夜
相等。经曰：形寒寒饮则伤肺，咳逆而上气。然饮冷是
由胃络入肺也，其声略重，宜温胃，略兼利湿。

有清晨咳嗽数十声，吐出浓痰碗许而始安者，此胃
中湿热蒸肺也。声如在瓮中者，经所谓声如从室中言，
是中气之湿也。其咳声沉重，治宜宣郁流湿。亦有寒湿
致此者，但其痰较清，其声略急，治宜温健脾土也。

有咳嗽甚重，入夜尤甚，不可伏枕者。此肾水上

泛，土弱不能行水，水气冲肺也。声重而又急，连连不绝，逼迫万状，气不能续，治用仲景小青龙法、真武汤法，分有无外感而治之。若水气重甚，目下肿，如新卧起者，十枣汤以泻之，轻则葶苈大枣汤，但必以附子白术汤善其后，乃无余患也。

有停食嗳腐吞酸而作咳者，其证喉痒，而天明与日晡呛咳较甚，此亦挟风湿而然也。治宜渗湿化食，温化大肠。其病在胃与大肠之气滞而水停也，宿食不尽，咳必不止。

有因燥而咳者，声干无痰，断续不匀，如为烟所呛，亦无定时，时吐涎沫。治宜降气养液。此多由时气亢旱，燥气所伤也，过食煿炙者亦有之。静卧则安，劳动则剧，与水饮昼平夜剧者相反。有阴火烁肺而咳嗽者，此劳气也。其咳五更黎明，连连不绝，声干少痰，喉中燥痒，由于肾竭肝虚，火升液耗，肺不能自润也。喉中常觉有一点干结，如树皮草叶，咳咯不出者，是少阴之精不上潮而脉络燥结者，非肺燥也。急宜滋润肝肾，清宣肺胃，开结行瘀，杀虫。凡风寒咳嗽，亦喉中作痒，但旋痒即咳，痒甚咳急；劳瘵咳嗽，渐痒始咳，咳缓痒微。此为异也。

有喉中岕岕然，似有物以梗之，颇碍呼吸，呼吸触之，即偶咳一两声，言语发声多不能畅，必先咳一两声，乃能出言。此脾湿不运，浊气上蒸也。治宜健脾行滞，疏利大肠，使浊气下降即愈矣。更有咽中如炙脔，

如桃李核者，其病根亦如此，而甚焉者也。《内经》及
《中藏经》、《脉经》多论此病，或以为肾，或以为胆，
或以为肺，或以为大肠，或以为脾，有气横逆，有气郁
结，横逆即湿浊不降，郁结者忧思莫解，大便必秘，经
所谓"二阳之病发心脾"者也。喉中吩吩一证，《素问·咳论》以此
为心咳之证。又曰：心脉大甚，为喉吩。《金匮》五水篇论此，为寒结关元，肾气
上冲。

　　若夫肺痈、肺痿，则由肺家燥热太盛，实由脾家湿
热熏蒸太久，浊气日增，清气不复，渐致液竭血沸而腐
败矣。初起可治，宜清热宣郁，养液行瘀。三消、五隔
诸证，亦是如此。此血热之所致也。

　　陈修园谓久咳肺燥，可用人参生津。此必病起风
热，素无水饮，日久风去热存故也。若风寒久咳，肺气
不降，水道不调，愈久而水邪愈盛，不能伏枕，夜无宁
刻矣。水饮上射，浮热逆升，俗每自谓热咳，求用凉
药，医亦以肃肺，自求速效，遂令风寒永无出路，而成
劳损矣。故吾谓今日咳劳，皆小青龙证也。

　　　　论　　　喘附：哮

　　喘之为病也，其类有四：曰气急，曰气逆，曰气
短，曰气脱。其因有寒，有热，有虚，有实。缕析于
下：

　　气急者，寒也。气之呼吸，取道肺脘，而胃脘附

之，二脘者气之所并行也。或风寒从毛窍，从背脊，入于肺络，侵及肺脘；或饮食寒冷太过，伤于胃脘。二脘相附，其气相通，有寒则彼此相移，二脘俱缩而不展，不展则气之道窄。寒微但呛咳而已，甚则肺中诸窍皆紧，气出不利，逼迫膻中不得上达，风寒与水饮相搏，夜不安枕，渐致摇肩仰息矣。经曰：形寒寒饮则伤肺，气逆而上行。非逆而上也，乃伏而不得上也。近时医见呛咳，即投清降，以致二脘得药愈紧，阳气愈下，结愈上促，病者烦愦不堪，如有捉其咽喉，缚其胸膈者是也。故近时患小青龙证，无不终致劳损者，徐灵胎谓为风寒不醒成劳病也。

气逆者，痰也。有湿寒，有湿热，病属在里，非由外感，肥人多有此证。凡人之气，由口鼻呼吸出入者，其大孔也；其实周身八万四千毛孔，亦莫不从而嘘噏。痰阻经隧，则气之呼吸不得旁达，而聚于膻中，只能直上咽喉，出于口鼻，已觉冲激矣。更有时痰涎壅盛，横格膻中，而气道愈狭矣，此湿寒、湿热成痰成饮者所常有也。此人若感风寒，即近哮证矣。

气短者，热也。亦有水气射肺，非风寒之外束，非痰症之有形，乍觉呼吸至膈而止，不能下达，非全不达也，入迟出疾，不能久留于内也。所以然者，肝、肾血热，阴气不敛也。又有感受风热，肺中津液为亢气所耗，不得柔润，膻中干燥，孔窍生烟，是气管因津液而燥急，气行不能开合匀布也。伤暑者必有此证。凡气之流行，必有津以润之，始能开合滑利，燥则阴虚阳亢，觉开而不得合矣。水气射肺者或因渴饮乍多，或因汗出乍闭，湿逼热气上冲，如火得水以沃之，非真有胶固之水饮也。更有略无所因，而脾胃不运，大便久秘，肠中浊气上蒸于肺，以致升降不利，呼吸短促者。仲景曰：平人无寒热，短气不足以息者，实也。注谓实为饮邪，非也，大便秘结之故也。温病有燥屎冲膈，气喘、舌黑、齿枯者，不治。

气脱者，乃真喘也。真气离根，呼吸至胸而还，不能下达丹田，自觉气无所依，张皇失措，摇肩俯仰，烦躁不宁，无力下吸，出多入少。此或因久咳，或因大汗、吐、下、亡血、失精，阴脱而阳无所恋矣。急则危在顷刻，缓亦不过数日。仲景曰少阴病，下利止，息高者是也。亦有下焦肝肾久受寒湿，渐逼命火上越，肺气不能下纳者。

其他自觉气少下陷，呼吸不足、不利，而不见喘促低昂、抬肩撼胸外形者，或禀赋不足，或脾胃有湿，或大病初愈，或过泄伤气，不可枚举，然病因大略如此，但有微甚而已。

夫气急者，气不得出也，哮之微者，非喘也。气逆者，气不得散也，近于呕哕而非呕哕，亦非喘也。气短者，气不得聚，呼吸不续，近于喘矣，以其乍见，无他证，故无伤于根本也。三者皆病在于肺，而兼在胃。气脱者，散而不聚，升而不降，病独在肾，与前证情形迥

别，本最易辨，惟夫气急之人，气逆之甚，渐至于脱
者，其形相象，然病至此，真气已孤，直谓之脱亦可
矣。尝诊一妇，自冬病喘，至春不愈，始延予诊。至则
见其形状，非喘也，乃哮也。寒气束肺，气塞不出，日
久邪深，真气内陷，便溏下气，肺中寒涎注满，真气已
不能到；其脉两关以下洪大滑数，两关以上细微如丝，
其肤外凉内热，重抚如焚，病人自觉头上胸中不知何
处，缺少一件本体，是肺中已无生气矣；夜静昼剧，阳
气孤危，其哮逼苦状，实不忍见。予谢不敏，延后一月
始殁。故知邪气逼塞，非正气自脱者，虽至极危，犹可
稍延时日云。

又按：喘有三焦之辨。经云邪气在上，此风寒伤
肺，气之不得升也；浊气在中，此湿热痰饮聚于胃，气
之滞于升降也；清气在下，此寒湿之地气，从下焦脚膝
之筋骨上入肝肾，直捣命门，命火不得安其宫，肺气不
得归其窠，有呼无吸，此气之不得降也，是真喘也。其
上二焦之病，非喘也，乃哮也。然哮亦有二，皆风寒与
痰饮相结，但互有轻重耳！凡不分四时，受寒即发，发
即气闭迫塞欲死，滴水不入，彻夜无眠者，此上焦之风
寒重于痰饮者也，数日即愈，复如常人矣。凡春暖即
愈，秋凉即发，发即呼吸短促，昼夜相等，饮食减少或
如常者，此中焦痰饮，因天寒肺气不舒而激发者也。若
不新感风寒，其病势未至逼急欲死也。治之之法，上焦
之治，从小青龙；中焦之治，从平胃散。各随轻重而互

参之。此即太阳、阳明之别也。太阳者，风寒由肺俞内侵肺络，入伤肺脘，是病起于气分，致太阳之气化不行，而后水邪上泛也。阳明者，是胃中本有湿痰，肺中久为浊气所据，天寒呼吸寒气，而肺中浊气遂结矣。一由俞络，一由呼吸，故治异也。若夫正气离根，气上不下，及胸而还，稍动即汗出，久卧又气阻，仅能伏几危坐者，命火熄，水邪肆，阴风惨淡，日色无光，是何等象耶！治之惟黑锡丹一法，差堪尝试，不敢必效也。经曰：喘喘连属，其中微曲。此言脉也，而摩绘喘病，亦自逼真，谓其气连连直上，微有反曲耳！然则喘之为气升不降也，岂可与气塞而不得出者同称耶？

伤寒伤风俱有戴阳 附：黄汗

发热，恶寒，无汗，脉紧，为伤寒。发热，恶风，有汗，脉缓，为中风。中风者，津液为风所鼓动而外泄，外虽润而内实燥也；若加之以温邪，或误用麻、辛发散，便有鼻干，气促，唇红，舌燥，面赤如醉，孔窍生烟之患矣。伤寒者，腠理为寒所紧束而不得泄，外虽燥而内实润也；惟久而化热，卫气不得泄越，而内灼以耗其荣，乃有鼻燥气迫之事。喻嘉言谓伤风小恙，亦有戴阳，总由真阴素亏，一经风热熏灼，遂致津液不能上腾，而呼吸逼迫，干燥万状耳！故知治伤寒者，亦有时不可径用辛温，而治伤风者，断不可不佐以清润。

伤寒、伤风，汗之太过，或为亡阳，或传为阳明内实，昔人论之详矣。汗之不彻，身肤作痒，面色正赤，仲景有二一、各半汤之治矣。更有津液素充者，伤寒发热，日久不退，往往面色正黄，皮肤胕肿，有时作痒，甚且搔之破而流汁，余每仿二一、各半法汗之。其汗染衣皆黄，汁流如涎，著手皆黏，气味腥臭，此乃津液菀蒸日久所化也。此汁若再热久不退，必为灼干，或过用凉药清热，热退汁凝，阻塞玄府，卫气不通，营气不行，将成血痹骨蒸，而入劳瘵之途矣。故仲景以二一、各半汤，助生新津而峻汗之，其意深矣。旧解以二汤为缓汗法者，非也。

痉厥癫痫_{奔豚}

痉、厥、癫、痫四者，皆有猝倒无知之证，而病名各异者，其病机、病体有不同也。痉之病成于燥也，属于太阳，故项背必强，甚者角弓而反张矣。此筋病也。《内经》、仲景谓痉属于湿者，推其原也。无论湿寒、湿热，必化燥而后痉，是津液凝结也。厥亦有寒热之分，而身不强，是卫气逆乱之病也，病在脉外，皆属于实。其虚而厥者，直脱而已。虽曰有寒、有热，究竟统归于热，但有外寒逼热而然者，总是荣气消耗，卫气无所系恋，而奔逸迫塞于心包也。癫无寒热之分，而有久暴之别，是营气窒闭之病也，病在脉中。经曰心营肺卫，又心主知觉。心包络之脉，为痰血所阻塞，则心之机神停滞而无知矣。是营气壅实，而卫气力不足以推荡之，蓄积以致此也。又心与小肠脉络相通，小肠脉中有凝痰瘀血，阻窒心气，亦发为癫也。厥之病，气实而血虚；癫之病，血实而气虚。其邪皆实，其正皆虚。若夫痫者，由于血热，发于肝风，手足抽掣，五兽同鸣。昔人以五兽分五脏，而总归于肝者，肝藏血，热生风，风性动也。此脏病外连经络，盖气血俱实者也，而其本必由于寒。钱仲阳以小儿急、慢惊风，为阴阳痫，乃别一证，名同而实异也。急惊由于肝热生风化燥，其证尚介痫、痉之间。其异乎痉者，手足拘挛，而不必反张；异乎痫者，手足抽掣，而绝无兽鸣也。慢惊则全属脾脏阴阳两虚，故阴邪内拒，虚阳上迫，气机乍窒，卒然无知也。虚则易脱，故称难治。方中行作《痉书》，以小儿惊风属之，亦只可指为痉之类，不可径指为此即是痉也。《千金方》曰：温病热入肾中，亦为痉；小儿病痫热甚，亦为痉。其意是以痫为惊风，而以痉专属之拘挛缩急之证也。

《金匮》云：奔豚病，从少腹起，上冲咽喉，发作欲死，复还止，此从惊恐得之。《素问》曰：人有生而病癫者，此得之在母腹中时，有所大惊，气上而不下，精气并居，故令子发为癫也。是奔豚与癫，皆生于惊。《金匮》遍论杂病，而无癫痫，窃疑奔豚即痫也。痫作猪声者最多，豕，水畜，属肾，奔豚发于肾也。《千金方》第十四卷风眩门，小续命汤方前引徐嗣伯曰：痰热相感而动风，风心相乱则闷瞀，故谓之风眩。大人曰癫，小儿为痫，其实是一，此方为治，万无不愈。而奔豚为患，发多气急，死不可救。故此一汤，是轻重之宜。观此，是以奔豚为癫痫之重者。私尝论之，痉、厥，暴病也，其因皆津耗血干而气悍，脉管迫塞之所致也。治之重以凉润生津，辛香泄气，而佐以行血豁痰之品，病可即愈矣。癫、痫，痼疾也，有得寒即发者，有得怒、得劳即发者，其机不外《内经》气上不下之一语。其所以不下之故，必由寒湿从下上犯，从胫足腰髀之经脉内侵弥漫，先使肾阳不得下通，邪气渐渐入于脊膂，上逼心胃，阳气不得下降，故癫痫之人，即未发病，目多不能下视，两足行动隐隐不便，肾丸时或隐痛，如㿗疝之状，二便不能调畅。推此以求治法，必须用辛温，如细辛、羌活、藁本、威灵仙、生附子、吴茱萸、小茴香以通经脉之寒；而以牛膝抑之下行，更以破血，如虻虫、䗪虫、蛴螬、延胡索、五灵脂、当归须、穿山甲、硇砂、雄黄、枯矾温化之品，以通小肠膂脊血脉之瘀，而以二丑导之下出。作为丸散，缓服久服，庶可渐瘳。又有寒湿自肺胃扑灭心阳，使心气乍抑而熄，昏厥如死者，此寒湿伤于脑气，所谓阳中雾露之邪也。与中寒相类，用辛温发散，使水气从上扬出，与寒湿从下上逆者不同。此多见于暴病，而痼疾亦间有之。其人常俯视不抑，目胞下垂如睡，面色自额至颧深黑者是也。夫天下病，有热而不可清，虚而不可补者，其惟癫痫乎！

论脏无他病时发热自汗出而
不愈以桂枝汤先其时发汗则愈

夫时汗出而不愈，是邪不以汗解，其邪必非可汗解矣。乃曰先其时发汗则愈，何也？按原文云：此卫气不和也。桂枝汤是从荣通卫，卫为风邪所扰，不能内和于荣，发其汗者，是助荣之力以出而和于卫，荣卫之气相合，邪无地自客矣。其自汗不愈者，卫与荣乖，正气不能固护于外，津液泄于其隙，而不与邪相值也。发其汗则絷絷蒸遍，真气充周矣。风邪鼓卫气于外，今更从邪气之后，壮荣气以逐风邪也。

荣行脉中，卫行脉外，俱日夜五十度周于身，若或迟速互有参差，即病矣。卫伤于风，则卫行速，而荣不能应之，荣不能应则卫力亦有不继，而腠理豁疏矣，故时汗出也。桂枝汤是鼓荣之液，以润卫之燥，俾开合利而机关密也。荣伤寒脉紧无汗之麻黄证，是荣卫俱伤于寒也，前人谓寒伤荣不伤卫者，误矣。其专荣伤于寒者，是寒湿下受，不从皮毛，而直窜经脉，内入筋骨，血液凝聚，其行渐迟，不与卫应，而寒热病作矣。近时寒疟，多是寒湿下受，治宜仿九味羌活汤法，重温下焦，开通少阴、太阳之表里经气，非桂枝、柴胡所能胜任也。桂枝汤止汗之力胜于发汗，故欲发汗者，必啜热粥温覆以助之。

药对证而增剧

《千金方》曰：凡服止痢药，初服皆剧，愚人不解，即止其药不服，此特不可。但使药与病源的相主对，虽剧但服，不过再三服，渐渐自知，惟非其主对者，本勿服也。《慎柔五书》谓久服寒凉，阳气郁陷者，改用四君、保元，温脾理肺，阳气升举，邪气渐渐退出于表。退至阳明，则有呕吐、便溏、水泄之事矣；退至少阳，则有头痛、寒热往来之事矣；退至太阳，则有发热、恶风寒、项脊强痛之事矣。此时正宜加力辅正，随证施治，以收全功，不得疑为新受外感，更不得疑为药误，改用他法，再误即难治矣。窃谓今人最虑肝阳，每于伤风头痛，即曰肝阳上升，即以清凉浇灌，及至真火下陷，阴霾弥漫，头重颅胀，仍曰肝阳太亢。明者用宣阳逐阴之剂以挽之，稍见阳气上达，口干微渴，即斥为药误，助动肝阳，必求灭阳而死。可慨也！

如治外感，外证虽减，而内证转剧，此即邪气之内陷也。外邪内陷，治之能使渐透于表，表证日增，而内证日减，此即正气之充而渐复也。先见恶寒、发热，治之但使寒热稍轻，而增见胸满、呕吐、不食，是风寒内陷矣；先见胸腹膨胀，治之但使膨胀不见，而转见大便滑泄不禁，是正气下脱矣。故有外证见增，而实为医之功；外证见减，而转为医之过者。医家、病家于此，皆须有定识定力，不为摇惑，方能临变不改，亦能临变知改矣。

周慎斋曰：脾气虚而脉弦者，服补中益气汤后，必发疟；脾气虚而湿胜者，服补中益气汤后，必患痢。此邪寻出路也，仍服前汤，自愈。此与《慎柔五书》意同。

朱丹溪治一虚人患痢，先用六君，多服久服，病证日增，略不为动，正气既充，以治痢药一剂迅扫之，而病除矣。此绝顶识力也。又凡寒湿内伏，必先用温药，使化湿热。其化热时，痞满昏倦，反不如初时之神气清爽也。

更有猝然变证可骇者，尤须有定识以镇之。如许叔微治李信道，伏阳肢冷，与破阴丹，不半时，烦躁狂扰。曰：此换阳也。逾时，果汗出而定。此即仲景所谓其人大烦、口噤、躁扰，为欲解也。又赵晴初谓治某伤寒，日久失下，与四物承气加减，片晌腹中刺痛欲死，口噤目瞪，不省人事，至天明，下黑粪累累而解。

卷四 证治类

阴虚注夏阳虚注秋 并阳虚注夏

凡人三四月，天气乍暑，腠理乍开，内气不胜其散，而为神昏、发热、体倦、不思食之症，谓之注夏，世医论之多矣。至于七八月间，暑气初收，新凉乍来，腠理乍闭，而内气久经夏汗外泄，其力屡弱，不能自充，多见肺气下陷，呼吸短促不足之象，继则连暑气、凉气、湿气一齐吸受皮腠之内，发为悗热、恶寒、体重肢倦、饮食无味、口渴不欲饮诸症。此与注夏之病，正相对待：一为阴虚，天气乍开，而力不足于开也；一为阳虚，天气乍合，而力不足于合也。世医论之者少，惟张石顽《医通·劳倦门》有之。吾名之以"注秋"，而录其文曰：脾胃虚，则怠惰嗜卧，四肢不收，时值秋燥令行，湿热少退，体重节痛，口干舌燥，饮食无味，不欲食，食不消，大便不调，小便频数，兼肺病洒淅恶寒，惨惨不乐，而色槁不和，乃阳气不伸故也，升阳益胃汤。又曰：劳役辛苦，肾中阴火沸腾，后因脱衣，或沐浴，歇息阴凉处所，其阴火不行，还归皮肤，腠理极虚无阳，被风阴凉所遏，以此表虚，不任风寒，与外感恶寒相似，其症少气短促，懒于言语，困弱无力，不可同外感治，补中益气加柴①、苏、羌活，甚者加桂枝最当。此条虽不言秋令，而风与阴凉，非秋气乎？故午凉见证，每多如此。后条较前条尤重者，为凉气午至，尤觉有猝不及防之势也。

又按：注夏一病，前人有指为三四月午暑之时，即见此证者；有指为长夏六月暑湿交蒸之时，而见此证者。窃谓二者当并有之。如午暑见此证，盛夏未有不加甚者也；盛暑见此证，初夏未有不先兆者也。且病名注夏，本统夏令三月而言。其病由于阴虚，不任疏散，自是夏令之月，无日不然，而其机总发动于初夏，与初秋为一开一合之对待，故以初夏见证为当也。但时有初盛，即病有微甚耳！亦有初夏见证，至盛夏转精神清爽者，此阳气不足，经络伏有寒湿，初时阳力不能伸达，非如阴虚者内气先已不固，不胜天气之再散也。其证多见烦悗躁扰，不似注夏之怠惰少气也，是又注夏之别一证矣。戴元礼以七月初凉见证为注夏，殊觉名义未协，吾故创"注秋"之说也。

---

① 柴：各本均做柴，疑为紫之误。

论 嚏

《金匮》痰饮篇曰：水在肝，胁下支满，嚏而痛。徐注曰：肝与少阳胆为表里，所以主半表半里者，水气乘之，阴寒内束，故少阳气上出，冲击而嚏，如伤风然。喻注曰：火气冲鼻，故嚏也。按《内经》肾主嚏，故凡太阳伤寒，寒气深入，随督入脑，为热所击，则嚏矣。太阳与督，即少阴之部也，其脉皆与脑通。嚏者，寒热相激，逐于脉中，致脉内作痒，痒即突出。徐曰寒束，喻曰火冲，其义一也，惟不言肝肾相通，而牵说少阳，殊属无稽。夫肝水见嚏者，肝寒感于肾也。且嚏之来路有二：因寒束肺窍，热气撩于肺中而上冲者，其气发于胸中，上过上腭之内，而下出于鼻也；因寒束督脉，热气激于脊膂而上冲者，其气起于腰俞，循脊上出脑顶之巅，而下出于鼻也。一缕寒邪，孤行气脉，而不为正气所容，故冲击而出也。本属微邪，不足为病，然见有早起，必嚏数十次，无间寒暑，而寒天较甚，妇人妊娠尤为有碍，此不得为微邪矣。治法宜仿肝水例，宣达肝与膀胱之阳，与肺气相接，使水邪下伏，宿寒外攘，即止。

论 呕 哕

《伤寒论》湿病篇，湿家下之早，则哕。此丹田有热，胸上有寒。又太阳篇，邪高痛下，故使其呕，小柴胡汤主之。邪者，伤寒之邪也。痛者，热之所郁而激也。又云：伤寒胸中有热，胃中有邪气，腹中痛，欲呕吐，黄连汤主之。《脉经》平呕吐哕篇曰：寒气在上，暖气在下，二气相争，但出不入，其人即呕而不得食，恐怖即死，宽缓即瘥。朱丹溪曰：呃逆，有痰闭于上，火起于下，而不得伸越者。大凡人身四维有寒束之，气行横窍之出入不利，遂从直窍上冲；又或寒压于上，热郁于下，气上升道狭，不如其常，则升气冲激，此皆作呕哕也。若肠胃秘结，浊气上蒸，肝肾血热，火气上浮，而无寒遏于上者，不过愠愠欲吐，不至冲激也。干呕与哕，证有轻重，而因无异同，前人剖析太过，转乱人意。按：上论呕哕，非论吐也。吐之病，有因寒气从下上冲而然者，有因中焦胃热、肝热而然者，有因外风袭胃者。

惊 跃

常于欲寐未寐之际，霎然举身振跃者，世皆谓为血不养筋，而实非也，乃津不濡脉之候也。人身气脉一动，周身百脉涌应，其中必有津以濡之，故能自然无碍也。若有一脉竟塞不通，则气亦竟不至其处，亦遂寂然不动矣。无如脉终不能不通，气终不能不至也。脉中津汁耗燥，一有不濡之处，或略有痰丝以格之，则气之既动而窒，窒而复动，一控送之间，而百脉为之撼跃矣。其动之所发无定处，或起四肢，或起胸中，随其气之所触而起也。此象偶然一见，不足为病，若欲治之，惟甘凉生津而已。凡小儿寐中，多作此象，俗谓骨气撑长之兆，实即痰格其气也。若大人逐日方寐，即见惊掣，是为痰盛，是津虚之燥痰也。生津为主，而祛痰佐之，津盛则痰有所载，而滑利易出也。若血液亏虚，不能养筋者，当见肢节拘急不便，或举身振振欲擗然。此风热所伤，与发汗太过之所致，所谓筋惕肉瞤也。是故心津虚燥之人，往往神明散越，欲寐之际，心中无故惊惕，四肢微有瘈疭，甚至累累不已，令人不能成寐者，其势虽微，病根反深。若骤因风热与过汗者，宜甘酸以养之，经谓心苦缓，急食酸以收之是也；若久病与无病而然者，更宜大剂甘寒酸温之药，生津补血以溉之，所谓津液相成，神乃自生也；又有水饮冲心而发者，必辛散淡渗，兼滑润之剂，载痰上下分出以涤之，此又所谓心中憺憺大动，恐如人将捕之者，是心阳为水邪遏抑，而神不自安也。

表里俱病治各不同

表里俱病者，俱伤于邪也，非表邪实、里正虚之谓也。气者，六淫是也。试以寒热明其例。

表里俱寒者，治宜温中以散寒，里气壮而外邪可退矣。仲景于身体疼痛，下利清谷，先温其里，后攻其表者，是指示大法如此。其实表里两感于寒，温里、发表，一时并用，正不必分先后也。

表里俱热者，治宜甘寒，佐以辛凉解散，如叶香岩温热治法。若阳明腑实者，更先以苦寒咸寒攻下之，如服承气，大便得通，而汗自出是也。二者表里同气，故重在里，治其里而表亦即应手而愈矣。即或表有未尽余邪，再略清其表可也。若先攻其表，不但里虚，而表不能净，即令表净，而正气受伤，里邪又将从何路以驱除之？

表热里寒者，如其人素属中寒，而新感风热，治宜解表而已。如其人内伤生冷，外伤风热，表里俱属新邪，则治宜辛凉疏表之中，佐以芳香理气，以化内寒。

表寒里热者，如其热是因表邪，腠理闭遏所致，但解表而已。如其热是因温邪蕴结，而表又新感风寒，轻者辛凉疏其里热，而外寒自祛；重者寒力足蔽其热，治宜辛香轻悍，急通其表，免致表邪久束，里热愈深，溃入经络，涩滞血分，便难措手，但剂中宜佐凉滋，不可

过燥，表解急清里热。二者表里异气，故重在表，所谓
先攻其易也。若先攻里，不但表邪内陷，恐里邪未易
去，而表邪已坚矣。此法之大体也。又当随时消息病势
之缓急，以为施治之先后，神明于法中，而非死板法
也。其庶几乎？

大抵病由外陷内者，须开其表而撑其里，使邪仍从
原路出也。昔人尝谓少阴之邪，仍以太阳为出路，太阴
之邪，仍以阳明为出路，故凡外邪内陷日久者，服药后
能转见表证，即是邪气退出也。又如内伤饮食，以致恶
寒，则攻滞之中，必兼理气；内伤精血，以致发热，则
养阴之中，必寓潜阳。此又表里互虚、互实之治法也。

伤寒邪在阳经则脉浮
在阴经则脉沉

旧说谓伤寒邪在阳经，其脉浮；邪入阴经，其脉
沉。此浮表、沉里之大义也。其实寒邪初感在表，脉多
沉紧而数，不见浮也。此事景岳已曾辨之矣。邪入阴
经，惟寒邪直中者，脉见沉紧；若由阳经化热传里者，
脉多洪盛，未有转变沉细者。然则旧说非耶？曰：所谓
阳经脉在浮者，非谓其脉之浮也，谓诊者当于浮分诊候
其变象也；阴经脉在沉者，非谓其脉之沉也，谓诊者当
于沉分诊候其变象也。大抵初感外邪，如属风热，则脉
浮，然风热之象，止见于浮，若重按则不见也；如属风
寒，则脉沉不能浮，然风寒之象，止在指力初到脉皮之

上，若重按至脉底，亦不见也，且其势有欲浮不得之意，即此可见寒邪据表，阳气不得外达矣。此邪在阳经则脉浮之说也。邪入于里，若属沉寒，或寒湿从下受，直入阴经者，重按沉分，必见细紧；若系热邪入里，外有寒束，则必见浮紧而沉滑矣。至伤寒由阳经化热传入阴经，只是邪气内连，非邪气内移，表邪全罢也。其脉当较病在阳经时更觉洪实，其邪气之变象不止见于浮分，连沉分亦如是矣。此邪在阴经则脉沉之说也。若表邪入里，而表分全退，只见里证，此必内虚，而致邪气内陷也；或热结于胸，而为神昏、谵语，其脉必沉细而数；或寒陷于中，而为下利、足冷，其脉必沉微欲绝，亦有沉紧而迟。邪盛正虚，比之邪气直中者，更难挽回也。内连者，是邪气蔓延，而正气之力不敌也。内陷者，是正气全虚，而邪气据其巢穴也。直中者，虽亦正气之虚，而邪气单刀直入，尚未蔓延四布，盘踞未牢，故可急攻，稍迟亦无及矣。又有邪盛于表，正虚于里，如所谓尺中微，不可发汗，尺中迟，不可下者。此犹虚处无邪，正当急补其虚，助正驱邪也，稍迟邪即内陷矣，处处有邪，便难措手。

少阳三禁辨

旧说谓胆为清净之腑，无出无入，故邪在少阳，禁汗、吐、下。此说相沿已久，不知始自何人，而不知其不通之甚也。夫五苓泻太阳之腑，承气泻阳明之腑，若少阳胆腑，诚无如此泻法矣。若少阳之经，本与诸经之气相通，何得谓无出无入耶？吐、下无涉于经，禁之可也；汗乃通经之事，而何以禁之？然则仲景不径用桂枝、麻黄者，何也？盖尝思之，少阳之经，行身之侧，为人身之奥区。凡人之身，前后部位大，则气力大；两侧部位小，则气力小。百药下咽，皆藉膻中大气以运行之。今两侧为身之奥区，药力总是先行太阳、阳明，而后缓达少阳，如此则用药者，亦当以缓法行之。若径用麻、桂性急之药，则直走太阳、阳明，汗先出而少阳仍未到也，正气又已衰矣。故用柴胡性缓之药，又以人参柔缓者监制之，半夏下降者疏通之，无非缓缓横撑之意也。故知少阳非忌汗也，忌急汗出，缓撑微降，斯药力旁渗而达于少阳之经，邪乃得汗而解矣。不但此也，经谓邪在胆，逆在胃，善呕苦汁，温温欲吐。温温，当作愠愠。是邪在少阳，其气上逆，本自欲吐，治以柴胡、半夏，降其逆气，故不得比于胃中夹食，温温欲吐者，当遂吐之也，吐之则气愈上逆而不降矣。是禁吐，亦非因胆腑之无出无入也。邪在少阳之经，每于手少阳三焦之腑，其气相通，故少阳有心胸痞满，即属于三焦矣。治法虽不用硝、黄，而必以黄芩、黄连、半夏理其痞结，以其邪在气分故也。若有痰涎有形之邪，结于胸胁，则大陷胸、大柴胡，以及瓜蒌薤白、旋覆代赭，此皆少阳三焦之治也，亦何尝不用下耶？大抵六腑惟胆腑之体同于五脏，五脏受邪，皆因六腑牵累，若直伤其脏即死矣。胆之受邪，亦因胃与三焦之牵累，若直伤胆，亦无治矣。故五脏受邪，治在六腑，胆腑受邪，治在胃与三焦。即如逾垣上屋，骂詈不避亲疏，皆胃实以致胆横也。由此观之，缓汗微降，治胆之经，而陷胸、硝黄之通胃与三焦者，实以治胆之腑也。

按：陶节庵曰：伤寒因下早而成满硬痛者，为结胸；未经下者，虽满闷，不硬痛，此为痞气，属少阳部分，宜从缓治，不宜峻利。观此则予之前说，非杜撰矣。再邪伤太阳、阳明，则正气辟易，积于两侧，稍久，邪势张大，渐入两侧，则有邪正分争之势矣。故时时作呕者，上下相争也；往来寒热者，表里相争也；身重胁痛，不能转侧者，正气为邪气所逼，僻处偏隅，而不流利通行也。此皆邪在于经之事，若胸胁痛胀，则入里而在胃与三焦矣，均无与胆腑之本体也。此论邪入少阳之经脉部位也。

又按：胆主津液，凡邪伤津液，即属少阳，不必入于身侧之经也。故胸满、惊烦、往来寒热、小便不利、一身尽重不可转侧者，津液伤则气机不利也；或热入血室，昼日明了，夜则谵语者，津液伤则血分受灼也。小柴胡乃养荣之方，生津益荣以托邪也。胡玉海论阳明下证有云：须先使邪气浮动，毒不粘连于肝，乃可用大承气下之。此即少阳禁下之义也。明于津虚、血燥之义，则少阳之所以三禁，与其所以有热入血室证，俱瞭然矣。少阳坏证为多者，津液伤则血失所养，易为热邪所灼败也。此论邪伤少阳之气化功用也。

虫 脉 虫 证

关上脉微浮，积热在胸中，呕吐蛔虫，心健忘。

关上脉紧而滑者，蛔动。尺中脉沉而滑者，寸白虫。

腹中痛，脉当沉若弦，而反洪大，此为有蛔虫。

腹中痛，多喘呕，而脉洪者，为虫。按：喘，疑当作唾。

疳蚀，其脉细数，若虚小者生，紧急者死。

按：虫病多起于湿热太盛，木郁土中而化生也。亦有瘀血所化者，世谓痨虫是也。大抵在肠胃者易除，在经络者难治。其脉不外弦滑、细数之两途，然亦有弦迟者，胃中寒湿也，亦有细涩者，胃汁为虫所消耗也。至于《洄溪医案》所称肠胃为虫蚀尽，而人犹不遽死，则怪诞之说矣。然事亦有甚奇者，族有贫妇，初觉七窍内如细虫萦援，数年后，目盲，皮肤枯槁，而遍身振掉不息，夜寐稍静，偶一言动，即肢体无一不战战栗栗然者。已十余年矣，今尚未死，此必伤于微风，化生细虫，吸血伤筋也。大抵虫证与痰证相类，痰多怪证，虫亦多怪证也。为晕眩昏厥，为癫痫狂妄，为吐利血水，为皮肤顽麻，奇痛奇痒，为四肢拘急，痿缓振掉，为怪梦纷纭，不可思议。世称人有患虱瘤者，《神农本草》

水银，有杀皮肤中虱之文，不诬也。予近治汪君，初起
颧上有水，常如屋溜一滴，并不破皮，后遂右半面常自
觉振动，如吹大风状，一日数发，已六七年，发时即须
尖亦手不可近，触之，其痛彻心也，皮色如常，不肿不
变，内外药治，仅得小效，后挑出牙虫无数而愈，平时
牙并不痛。此亦奇证，与前贫妇之类，皆所亲睹者也。

汗　病

　　西席汪幼纯先生，盱人也，家洪泽湖之蒋坝镇。一
日为予言，吾乡有所谓汗病者，每发于三四月间，一人
患此，即举家传染，同时并发。其证初起觉毛耸，即发
热昏卧，不省人事，不言不动不食，但口渴索饮，日夜
不休，若家有五六病人，以一人供茶水不给也。至六七
日，必大发狂躁，汗出乃愈，未有药治者，若不能狂
躁，即不起矣。此何病也？予沉思良久，曰：此即伤寒
也。必冬日天之寒风，与湖之水气相合，人自口鼻吸
受，伏于膜原，不与荣卫出入之道相触，故不即时发，
交夏心中阳气当升，而寒湿所伏适当其冲，阻其升发之
气，遂相激而成病矣。西医谓人脑气受伤，则知觉、运
动之灵皆失。脑气与心气相依者也。心气为伏寒所扑，
与手少阴直中之伤寒相似，此仲景所未言者。其年冬月
有异风，挟水邪而至，人受之者，斯为病矣。故每三五
年而一见，盖与运气相关也。未病之先，邪气内伏，必

当有头脑时或沉重，隐隐痛胀，心气偶然一阵如闷之状。治法，桂枝、麻黄皆不合格，当以小青龙加生津药主之，以中有桂枝、细辛，能入心宣阳而散寒水也。若欲预防，则先于立春之月，多服桂枝汤可矣。发病之时，脉必沉伏不见，或沉紧细数；未病之先，其脉必紧小不盛也。此不过一时据理拟议之词，实未知汗病果何义也。嗣读《千金方》，乃知汗病即伤寒之别名也。俗每谓不可用药，须俟自愈，枉死者多，是敝俗已千余年矣。仲景《辨脉》有曰：病至六七日，手足三部脉皆至，大烦，口噤不能言，其人躁扰者，为欲解也。情形与此符合，但未明六七日间，当用何药，岂束手坐待耶？此病若邪重，当时即发，卒倒无知者，即为手少阴中寒也。拙注仲景《辨脉》此条，谓其人躁扰句是眼目，若无此，则烦、噤乃气脱也。观此益醒。

肺中伏风有专寒夹温不同

肺中伏风，有专寒者，有夹温者。专寒是口鼻吸受风寒于内，其证呛咳不已，入夜尤甚，为日稍久，肺气不能清肃，即挟水饮上犯，面目胕肿，隐见青色。治之宜用温散，如桂枝、茯苓、干姜、细辛，皆要药也。夹温是先吸受天地亢燥之气，肺中津液为亢气扰耗，大气出入不得滑利，呼吸喘促，因之表气不充，腠理不固，或夜寐盗汗，或劳汗当风，风寒乘虚内袭，遂时觉恶寒发热，肺气愈不得畅，亢气愈菀于中，时作呛咳，遇劳即甚，痰涎干结，成块成裹，气味腥腐，舌苔薄黄干燥，唇焦引饮，脉象浮候弦而带滑，中沉洪大而散，大便秘结，小便赤涩，甚至胸中腹中有一点结痛。是时正当仿大青龙、越婢之意，以两解之，即愈矣。而医乃有意深求，以为此肺痈也，又不遵古肺痈治法，而用桑叶、桔梗、连翘、银花，一派苦寒沉降之品，致温燥之气愈结愈深，毫无出路，呛唾脓血，而肺真腐矣。当肺未坏之先，挽回得法，间有发为斑疹、疮疡而愈者，然而难矣。其死也，面白唇枯，发焦目陷，吾见屡矣。此病近时极多，医者不可不知。《内经》劳风一病，证候与此相近。_{巢氏风热候正引此文。}是因劳倦津液内伤，风温外袭，久不得出，蔓延于太阳、少阴之经脉，以内达于脏，致肺肾脏气为之扰乱浮越。所以然者，正气先伤，其力不能撑邪外出也。治之惟有滋助肝肾元气，宣通肺与膀胱之经气，需以时日，庶有瘳乎！

<h2 style="text-align:center">寒湿下受直伤少阴变证
多端搜治匪易</h2>

自古皆谓寒伤肺，湿伤脾，同气相感也，展转乃伤他经。今据吾所见，凡人久在湿地坐卧，寒湿之气尽从太阳、少阴深入矣。《内经》谓伤于湿者，下先受之。又谓清湿地气之中人也，常从足胻始。况人坐则以足置地，卧多以背向下，故内气充足者，邪气不遽内袭，即

从腨腨上窜脊脊，过顶入鼻，一路筋络牵引，酸疼胀急，此伤于太阳之经，而内连督脉也，重者即菀为脚气矣；若内之真阳稍怯者，邪气即从涌泉上入胫骨，而内侵腰俞、背俞，先使肾阳不得下降，大便溏滑，小便赤涩，两胫时冷，渐渐弥漫三焦，心胃之阳又为所抑矣，甚者即水气凌心也。其始筋骨酸胀，精神猥软，呼吸气高，两腿沉重。治之必仿少阴伤寒治法，而加以温行湿邪之品，方能奏效，若仅治中焦，药力不能与邪针对，无益也。若见其上热，误认为热，而以寒凉浇灌，其祸更不堪言。仲景《辨脉》篇清邪中上，浊邪中下一条，即此病之久延败证也。前人指为瘟疫者，非是。拙著《章句》论之甚详。

《灵枢》曰：厥逆者，寒湿之起也。又曰：厥成为癫疾。《金匮》妇人篇中有曰：因虚积冷，结气在下，奄忽眩冒，状如厥癫。其叙痉证也，亦有面赤、足冷、目脉赤、背反张之候，是痉厥初起，皆由寒湿下受，上入脊脊，肾阳不得下降，上冲于心，两阳相搏于膻中，治不得法，积之日久，遂有热痰胶固不可拔之痫证矣。嗣后饮食、惊恐、风寒暑湿，有感即发。医者以为病在于心，专用牛黄、犀角，以清心热、祛心痰，心气愈虚，而邪愈痫。殊不知此寒湿下受之邪，太阳、少阴之来路也。《千金方》谓小续命为癫痫要药，即此义矣。陶节庵槌法有曰：病始得之，无热，谵语，烦躁不安，精采不与人相当，诸证皆气高不下，神明上越之象，为寒湿从下冲激也。

庸医不识，呼为狂发，殊不知此热结膀胱之证也，用桂苓散，即五苓加味。石顽老人亦谓五苓散能分水去湿，胸中有停饮，及小儿吐呃，欲作痫者，五苓散最妙。此皆寒湿痼于下焦，大气遏痹不舒之所致也。热结膀胱者，邪气外束故也。

何子詹之子媳，有孕，患自两足跟，上腓肠，入髀臀腰脊，过项，上顶，复前至于鼻，一路皆胀急酸疼，四肢懒怠，腰软不支，脉六部沉紧，右手重按略滑，此胎气也。其病乃寒湿伤于太阳，内连督脉，用细辛五分，羌活二钱，藁本、威灵仙各钱半，菟丝子、桑寄生、巴戟、狗脊、白术、杜仲、茯苓、牛膝各二钱，决以三剂知，五剂已。果验，其苦如脱。夫辛、羌、威、藁、牛膝，号称伤胎，今既有病当之，又加强筋固气之品以佐之，不但能防其偏，而且能助其力，故病愈而胎无伤也。若用参、芪、归、地，便有妨寒湿，而诸味不得展其长矣。

何子詹之孙，三岁，先于七月患湿疮，渐愈矣，微见溏泄，忽半夜发热，日出始退，次日依时而至。医遂以为疟，忽又大声惊喊，目瞪昏厥，旋复如常，医又以为惊风，更以危言吓之。越数日，乃邀诊。至则见其精神委顿，面色惨黯，目胞下垂，四肢胕肿，而左尤甚，头面亦右温左凉，舌苔薄白在后半部，脉息沉紧。审思良久，曰：异哉！此寒湿深入骨髓也。疏方用桂枝、良姜、乌药、香附、陈皮、菖蒲。服四剂，病无增损，而委顿弥甚，然脉息浮弦矣。因思邪从下上犯，此药仅温理中焦，宜无益也。于是用细辛、川芎各五分，羌活、藁本、威灵仙、生附子、牛膝、巴戟、苍术、桃仁、杏仁各二钱。决以三剂病已，至期果面色清亮，言笑有神，饮食倍进，胕肿全消，脉息畅大矣。惟肢体尚见微倦，舌尖有小红累，是虚热也，用桃仁、杏仁、蛤粉、蒲黄，略清结痰，继用香附、青皮、白术、鸡内金、川芎、郁金、党参、山药，调理脾胃，发水痘而复元。是病也，其初见发热者，是寒湿从阴分上蒸，与卫阳交战也；惊喊昏厥者，声发于心，寒湿内逼心阳，乍掩热痰，乍涌于包络，所谓积冷在下，状如厥癫也。若作疮后惊风治之，即败矣。若以子后发热，天明即止，为伤食所致，而概用消导，亦危矣。诸医以为久病正虚，须用气血两补，其识更陋。夫患湿疮月余而渐愈矣，谁复议其寒湿内伏耶？无怪血虚不能养心，不能荣筋之说纷纷也。水痘即豌豆疮，伤寒病后多有，见陶节庵书中，痘发于骨，益征寒湿在骨之非臆说耳！

史载之论水气凌心诸脉证

所谓水气者，非必有形之水也，或外中于风寒，或内伤于饮食，或七情所感，脏气虚实，自相乘侮，皆是也。夫五脏皆有中寒，而入心最急，古人论之矣。亦有脾阳不足，下焦寒盛，自然心气下陷，肾气上凌，非关风寒外入者，此为内虚，其势较缓，而其本益深。又有饮食寒冷及难化之物，坐卧不动，困遏中气，自损脾阳，遂致水饮泛溢膈上，心气不得上升，卒然心大动，怔忡嘈杂，呕吐大作，阴风内起，二便频泄不禁，昏厥不省人事，或无端自觉悽怆不乐，或忽然气闷，逼迫无赖，呼号求救，大喘大汗，脑痛如裂，皆心火不扬，为水所扑之验也。《内经》逆夏气则秋为痎疟，冬至重病，是心虚畏水之义也。《金匮》牡疟，徐氏正如此说。《脉经》三部动摇，各各不同，得病以仲夏桃花落而死。此心气受伤，至次年心气当旺之时，有遇缺难过之虞也。大抵风挟寒自外入者，其气猛而急；湿挟寒自下犯者，其气沉而锐。史载之尝谓人之病寒水犯心者，虽治愈，亦不永年。此人世之大病，亟宜讲明者也。若诊脉见动而应指无力，其人惨淡委顿者，凶之兆也。兹将史氏所说，条列如下：

水邪攻心气，用桂与姜壮心气以胜之。其病狂言，身热，骨节疼痛，面赤，眼如拔，而脑如脱。心脉搏坚而长，当病舌卷不能言。凡脉之搏，以有所犯，而鬼气胜之则搏。心脉之搏，肾邪犯之也。舌卷不能言者，舌固应心，而舌本又少阴脉之所散也。治之之法，不独凉其心，而且暖行其肾。凉字作泻字说，泻即攻也。

心脉大滑，而肾脉搏沉，以汗为心液，今心脉大滑，则水犯之，而动，故汗。此心气先为寒水所遏，而渐透重阴者也，故脉动而有力。载之有论肾寒作喘曰：六脉沉重而浊浑革至，如物制之，此为肾寒太过也。如物制之四字，真为动脉传神。

心脉搏滑急，为心疝；小急不鼓，为瘕。故曰诊得心脉而急，病名心疝，少腹当有形。此心气不足，血为寒邪所犯也。凡脉之滑而搏者，皆津液壅结之故也。

元气虚弱，肾气不足，膀胱气虚，冲任脉虚，丈夫癫疝，妇人癥闭。其脉六脉皆动，细数而轻弦，肾脉小击而沉，膀胱涩而短。此二节皆寒湿久结，心气渐为所抑者也。

元气虚乏，肾水极寒，发为寒战，冷汗自出，六脉微细而沉。

寒邪犯心，则肾脉必击而沉，心下大动不安，甚则仆倒，宜先暖其肾，后保其心。此心气虚而卒乘之者也。《内经》赤脉喘而坚，积气在中，时害于食，名曰心痹。得之外疾思虑而心虚，故邪从之。故劳心太过者，火衰而水易乘之也。

湿气寒气之胜，同犯于心，心气上行，不得小便。

肾水之胜，凌犯于心，经言心气上行，痛留眉顶间，甚则延及胸，头痛，脑户间痛，宜暖其肾。

寒邪犯心，血气内变，伤损于中，因而下注赤白。此病世之罕有，盖伤犯人之极也。其证发热如火，头身俱痛，色如紫草，汁如胶涎，如茶脚，不急治之，杀人反掌。毒痢伤人不一，惟水邪犯心最重。凡人初患痢，先发寒热、头痛，即是寒邪犯心。此专就痢疾辨之，即所谓下利身热者也。

按：上列诸证，有缓有急，有轻有重，其脉有微细，有弦紧，有搏大滑动。大抵邪浅，犯于心气运行之部，而内感于心者，其始邪在气分，则脉弦滑，日久邪入血分，则脉细紧矣。若大邪直中心之本经，而内犯于脏，其乘心虚而侵之者，脉多细涩；其心气实而强遏之者，脉多搏大滑动也。备胪诸证，而不及悲伤不乐者，悲伤不乐，寒燥之轻邪也。

和解法说 与《少阳三禁》篇参看

和解者，合汗、下之法，而缓用之者也。伤寒以小柴胡为和解之方，后人不求和解之义，囫囵读过，随口称道，昧者更以果子药当之。窃思凡用和解之法者，必其邪气之极杂者也。寒者、热者、燥者、湿者，结于一处而不得通，则宜开其结而解之；升者、降者、敛者、散者，积于一偏而不相洽，则宜平其积而和之。故方中往往寒热并用，燥湿并用，升降敛散并用，非杂乱而无法也，正法之至妙也。揆其大旨，总是缓撑微降之法居多，缓撑则结者解，微降则偏者和矣。且撑正以活其降之机，降正以助其撑之力。何者？杂合之邪之交纽而不已也，其气必郁而多逆，故开郁降逆，即是和解，无汗、下之用，而隐寓汗、下之旨矣。若但清降之，则清降而已耳，非和解也；但疏散之，则疏散而已耳，非和解也。和解之方，多是偶方、复方，即或间有奇方，亦方之大者也。何者？以其有相反而相用者也；相反者，寒与热也，燥与湿也，升与降也，敛与散也。

血痹疟母合论

《金匮》论血痹曰：尊荣人，骨弱，肌丰盛，重因疲劳，汗出而卧，不时动摇，如被微风，遂得之。此即《内经》所谓厥逆、颠疾、仆击、偏枯，肥贵人则膏粱之疾也。盖尊荣肥盛，是素本气虚血滞之质矣。疲劳汗出，则气伤津耗，气不足以运血，津不足以载血矣。而又继以坐卧不动，加被微风，血行遂不得反其故道，而为之凝涩矣。凡气怯津虚之人，忽遇劳倦，即气血沸腾，旋复静息，即气血澄凝，忽驶忽停，失其常度，即不得反其故道，而瘀痹作矣。尊荣丰盛，不过为气虚血滞立影，其实农工力食之人，年岁稍高，即多此证。为其汗出衣薄，风寒屡袭而不已也。疟疾日久，多成疟母者，即血之所积而痹也。大寒大热，二气迭乘，寒至即周身血液为之结涩，热至即周身血液为之奔驶，脉络之中必有推荡不尽之渣滓，前血未净，续来之血，行至此处，必有所挂，积之日久，而癥块成矣。此即血痹之机括也。但血痹之证，散在周身脉络之中，而疟母则结聚于内膜之一处。要其痹，皆在经脉络膜，而不在肠胃，故治之总宜红花、䗪虫，曲折搜剔，不宜大黄、芒硝之直下而迅扫也。吾每于力食之人，患偏废、注痛者，率以补气破血施之，疟母则兼化冷痰，其奏效皆甚捷。此即从仲景鳖甲、䗪虫、抵当化瘀诸方中来。

中风有阴虚阳虚两大纲

中风者，人间第一大病也，而《金匮》论之甚简，吾初亦怪仲景之太率略矣。细考其义乃知察脉审证、施治之法，已提纲挈领而无遗也。后世论中风者，分中经、中腑，中脏，而口歪眼斜，流涎吐沫，偏枯不遂，四肢拘急，痿软瘫痪，呼吸喘促，统列为中风之证，而不辨其阴阳虚实也。大秦艽汤、排风汤、八风汤、续命汤诸方，统列为治中风之方，而亦不辨其阴阳虚实也。河间以为火，东垣以为气虚，丹溪以为湿热生痰，未有辨别阴虚阳虚者，所立之方，终未有出小续命之范围者也。王节斋始畅发阴虚之论，叶天士始重讲阴虚之治，一洗前人惯用辛燥之习，而又遗阳虚一层矣。后静读《金匮》脉迟而紧，是阳虚之寒证也，其下系以口眼歪斜，四肢拘急，口吐涎沫诸证；脉迟而缓，是阴虚之热证也，其下系以心气不足，胸满短气，缓纵不收之证。黄连泻心汤治心气不足吐血者，义与此同。前人所称邪盛为真中风者，其所指之证，即皆在阳虚挟寒之条者也；所称正虚为类中风者，其所指之证，即皆在阴虚生燥之条者也。故知阴虚、阳虚为中风两大关键，而真之与类，正无庸琐琐也。何者？二证之本，皆由正气大虚，转运之权无以自主，而猝为时令升降敛散之气所变乱，以失其常度也。阳虚者，遇寒冷之令，其阳气不胜天气之敛抑，故多病于秋冬；阴虚者，遇温热之令，其阴气不胜天气之发越，故多病于春夏。挟寒者，气内结，多现外感之象，世遂以为真中矣；挟温者，气外泄，多现内虚之象，世遂以为类中矣。治之之法，虚有微甚，即药有重轻，不待言也。所尤当辨者，阳虚有阴盛，有阴不盛；阴虚有阳盛，有阳不盛。阴盛者为寒冷，治之以重热，阴不盛为寒燥，治之以温润；阳盛者为燥热，治之以凉润，阳不盛为虚燥，亦治之以温润也。大抵阳虚之治，药取其气，气重在辛；阴虚之治，药取其味，味重在酸。而总须重佐之以活血。何者？阳虚血必凝，非此无以拨其机；阴虚血必滞，非此无以通其道也。或曰：气既虚矣，而复活其血，不速之脱乎？曰：固其气则不脱矣。且活血者正以疏其机关，为气之脱者辟归之之路也。西医谓病此者，脑中有水，或有死血。殊不知水者，阳衰而水凌也，死血者，阴虚而血沸也，皆中气暴乱，激之以至脑也。上古之世，所谓真中，必感异风，猝伤脑气，以致仆倒，稍延即内变五脏而不治矣。其证不数见，故仲景不论也。华佗《中藏经》、巢氏《病源候论》中有灸法，宜并考之。

虚劳损极有内因外因两大纲

虚劳损极，统谓之劳，《内经》论之详矣。其绪旁见侧出，令人难寻，惟四乌鲗骨一藘茹丸一方，纯从血分攻补，实开千古治劳之妙诀。《难经》剖析损至脉证传变，补《内经》所未及，至仲景则治法大备矣。小建中汤，治劳之初起也；复脉汤，治病后之阴虚不复也；薯蓣丸，治久病大虚，纯补之剂也；大黄䗪虫丸，治久病血痹，通脉生新之剂也。其义即发原于四乌鲗骨一藘茹丸，诸方或攻或补，莫不从血分讲求手法。盖劳病乃先因气虚，久之气不能运血，卫阳内陷，津液又为所燔灼，血行不能滑利，而因之瘀痹矣。东垣立补中益气汤，是杜渐防微之意，非正治之法也。后世不明此义，以参、芪为补虚治劳之药，往往气壅不利，遂以为不受补矣。又或重任桂、附，而觉燥热，遂以为不受温矣。不但此也，人世真劳病少，假劳病多。吴师朗曾著《不居集》辨之，风寒咳嗽，饮食停滞，误治以致吐血，因吐血而即用凉润，遂逼入劳门矣。此等病治法，更宜重用温散于攻血药中，为其风寒邪气为药所逼，固结于血分也。近医只用清凉浇灌，枉死累累，真可悯也！读张石顽劳损门治案，悉仿乌鲗、䗪虫之义，攻令便血、吐血，使瘀尽而病除，又有用辛温透表之法，使汗出而邪尽，真开千余年之蒙昧，而上接仲景真传者也。私尝综核此病原委，凡由劳倦忧思内因而起者，亦必兼挟外邪，以正气内陷，外邪即相随而入也。其脉多弦芤，或紧涩。治宜补正而兼去邪，攻血以开结塞，生津以活脉络，疏气以鼓阳撑邪，补血以安中润下。命门火亏者，兼用补火；脾肺气虚者，略兼补气。犹且不可重用补气、骤用补火，更断断乎不可破气也。予每用温散发表之药，与沉锐攻血之药，以开其络而鼓其气，佐以生津，使之脉络滑利，佐以补火，使之元气温固，即补气且少用矣，况破气之降泄乎？况寒凉清肃之扑灭元阳乎？凡由风寒暑湿外因而渐致者，其脉多紧细，或弦滑，重用温里发表以鼓阳撑邪，攻血理气以开结降浊，不但补血降气不可妄用，即生津补火，且不可滥施。何者？其人阳气素弱者，至此必水饮内结；其人阳气素盛者，至此必湿热内菀。水结者，宜重宣散；热菀者，宜兼凉泄。故生津、补火二者，皆微有不合也。至于用药之法，甘酸者可取味，而苦辛者必取气，气走而味守也。内因之治，宜走守并用；外因之治，宜重用走。若苦辛用味，味厚不走，恐苦积而化燥，辛积而化热，故连、柏、姜、桂，皆慎用之。其羌活、藁本、细辛、威灵仙、防风、薄荷、三棱、莪术、姜黄、郁金、虻、蠮、蛴螬之属，能散邪气而不破正气，能攻瘀血而又不坏新血，皆治劳之要品也。况近日外因劳病，多是寒湿下受，上入少阴肾经，命门真火为邪气冲越，不得归根，渐见上热下痿，喘促泄泄，梦魇鬼交，其脉形尺中动弱，或弦涩，诸品尤为救命仙芝矣。《脉经》曰：沉而滑，为下重，亦为背膂痛。即此脉、此病也。是理也，不但市医无从梦见，即高明博雅之士，一闻此说，亦不免胡虑。医法之失传，岂一日耶！

篇中所叙要品诸药，非谓专以诸药成方也，谓此乃治病之正药，当与补虚之药并用为佐使也。世人于此病，只认定一虚字，全不推求所以致虚之故，无怪熟地、当归、人参、白术、龟板、鳖甲、猪髓、羊肾，日日贪饵，至死不悟。若夫真正虚损，不挟外邪者，无论先天不足，后天戕贼，皆以金石之精、血肉之华，为填补妙品。今人不敢用金石，而血肉又但取渣滓，间或偶用金石，亦属锻炼太过，精气全销，只能伤人，不能益人矣。况不对证，其祸更烈。此正调所以绝响，而沉疴永无救挽之期也。予身患此，以重用石药，得延残喘，而韩飞霞自谓饵鹿，峻以补先天缺陷，其效彰彰。此治真虚之法也，虚损病中之万一耳！此外又有传尸鬼注，世称劳瘵，此乃蛊蚀怪证，不在虚劳之列。其治法须重用杀虫攻血，亦不在虚劳治法之中，别出可也。

疟疾肝体坏外证

西医谓人以疟死者，其肝体每大于常人二三倍，故病疟者，摸试肝大，即不治矣。夫肝大者，寒湿盛而血瘀之故也。寒湿内盛，又以逐日之忽寒忽热，血行一驶一澄，度数失常，遂致瘀结矣。西医以为此即中医所谓疟母，其实非也。疟母不得为死证，且其部位，多在两乳开下，与肝位甚远。窃以为肝大者，其外必有腰胁胀痛，不能转侧之证。仲景曰：肝中风者，头目瞤，两胁痛，行常伛，令人嗜甘，如阻妇状。又曰：肝水者，其腹大，不能自转侧，胁下腹痛，时时津液微生，小便续通。盖肝之体，后近于脊，下藏于季胁，一经胀大，便僵痛不能俛仰转侧矣，甚则腰不能伸而行伛矣；其败也，上下气绝，下为大便滑泄，注液五色，小便脓血膏脂，时时欲起，烦躁不宁，少腹拘急不仁，两肋骨如殴伤，胁内胀极，欲人重按其上，膝胫时时转筋，神昏谵语，呕哕不纳水谷，目直欲脱，不能见人，唇鼻青惨，或面色紫浊，脉象牢坚，硬如铁箸，如此者，预之短期矣。所谓摸试者，揣其季胁空软之处，其内坚硬胀急，即是也。吾得此义，凡治疟疾，必问其未发之先，与既止之后，腰胁胀痛不转，是肝体已大矣；若正发之时，腰胁胀痛，疟止即愈者，是血尚未坏，即预加行血药于剂中以疏之，往往默收奇效。时人不知用药之义，有指为怪僻支离者。

富贵贫贱攻补异宜其说有辨

前人皆谓富贵之病利用补，贫贱之人利用攻。初未临诊之时，亦深以此语为然，乃至今而觉其非也。富贵之人，安居厚奉，脏腑经络，莫不痰涎胶固，气机凝滞，不能流通，故邪气据之而不得去者，非正气之不足，乃正气之不运也。治之宜重用攻散，且气血充裕；能任攻散者，正此辈也；若重之以补，是益之滞矣。贫贱之人，藜藿不充，败絮不暖，四时力作，汗液常泄，

荣虚卫散，经脉枯槁，及至有病，初起隐忍，劳役不
辍，势至重困，乃始求医，故其邪气之不去者，非正气
之不运，实正气之不足也。治之须助正气，正气一充，
其气机之流利，自能鼓舞驱邪，非似富贵安逸者之气
滞，必待重施攻散也。吾每诊贫贱力食之人，病脉或粗
大挺硬，或短弱细微，起伏总是无力，应指总是少神，
求似富贵之脉之洪滑搏结者，殊不多觏也。盖富病属气
血之郁滞，贫病属气血之匮乏。若谓筋骨柔脆与坚强之
不同也，此在无病时则然耳！每治贫病，佐以参、术、
归、地，其效甚捷。此无他故也，地瘠者易为溉，气滑
者易为滋也。《内经》曰：形苦志乐，病生于筋，治之
以熨引。是温助其气而运之，形已苦者，不得复开泄
也。形乐志乐，病生于肉，治之以针石；形乐志苦，病
生于脉，治之以灸刺。是形乐者，皆有血实决之之义
也。若攻苦之士，家徒四壁，谋道谋食，百计经营，此
又不得与膏粱醅豢者同论矣。故形苦志苦，病生于困
竭，治之以甘药，谓表里荣卫俱不足也。形苦宜补，形
乐宜泻，不校然可睹耶！

病后调补须兼散气破血

东垣谓参、术补脾，非以防风、白芷行之，则补药
之力不能到。慎斋谓调理脾胃，须加羌活，以散肝结。
此皆发表散气之品也，是能运补药之力于周身，又能开

通三焦与经络之滞气也。此外尚有川芎、乌药、香附、降香、白檀香、郁金，皆可选用，以皆芳香，有通气之功也。防风、秦艽，尤为散中之润。若味辛者，不可混用，味辛则燥，能耗津液矣。

滑伯仁谓每加行血药于补剂中，其效倍捷。行血之药，如红花、桃仁、茜草、归须、茺蔚子、三棱、莪术之属皆是也。叶天士亦谓热病用凉药，须佐以活血之品，始不致有冰伏之虞。盖凡大寒、大热病后，脉络之中必有推荡不尽之瘀血，若不驱除，新生之血不能流通，元气终不能复，甚有传为劳损者。又有久病气虚，痰涎结于肠胃，此宜加涤痰之品，如蒌皮、焦楂、蒲黄、刺蒺藜、煅牡蛎、海蛤粉、海浮石、青黛、煅石膏，皆可随寒热而施之。行血之药，以水蛭为上，虻虫、䗪虫、蛴螬次之。坏痰之药，以硼砂为上，礞石、皂荚次之，今人已不敢用矣。痰本血液，非津水之类也，世以茯苓、泽泻利之；血属有形，瘀积膜络曲折之处，非潜搜默剔不济也，世以大黄、芒硝下之，大谬。著有《痰饮分治说》、《仲景抵当汤丸解》，具在集中，可以互览。

病在肠胃三焦大气流行空虚之部与淫溢渗滞经脉膜络曲折深隐之部其治不同

虞天民曰：水肿之病，因脾土气虚，肝木气逆，而水湿妄行也，虽有停痰留饮，实无郁积胶固，故参、术为君，佐以清金、利湿、去热，即有十全之功。彼黄肿者，或酒疸，或谷疸，沉积顽痰，胶固郁结于中，土气外溢而黄也。故以苍术、厚朴、香附、陈皮之类，以平土气之敦阜；铁粉、青皮之类，以平木气之横逆；加以曲蘖，助脾消积。黄退之后，再用参、术，以收全功。此标而本之之治也。若二病互易而治，祸不旋踵。

胡玉海曰：伤寒至舌苔黑，邪气已入太阴，可更衣散下之。服之，或一周时，大便无有不解者。如服到解而不解之时，肝脏已无黏滞，毒尽归于阑门，可即用大黄下之。何则？人之真阴藏于肝，大黄为脾经之药，必待毒不沾连于肝，方可用之。如此分其先后，则真阴不伤，元气易复也。<small>按此必先用甘寒生津、活血之剂，清血分之热，使热毒浮载于空分，乃可随渣滓而俱下也。若毒在血脉，而攻其肠胃，则津气俱伤，血分之菀毒愈滞着无出路矣。肝即血分也，脾即肠胃也。</small>

上二条，即气分、血分之辨也。病在气分，与在血分，其治自不可混。在气分者，其邪气虚悬，无所滞着，可以径汗、径下，邪气即随汗、下而出；若浸淫于脉络曲折之处，恋滞不能流通，则必须提出归于气分，然后可以尽之，而不可径行迅扫也。其所以提归气分之法，有用缓缓撑托之法，屡使微汗，以渐达于表；有用滋血生津之法，使津液充盈，浮载邪气于表，然后一汗而尽之；有用轻轻攻下之法，屡使肠胃清空，膜络邪气逐节卸入肠胃，以渐而净；又有用酸涩收敛之品，于大黄、芒硝、牵牛、巴豆之剂中，使肠胃四维膜络之邪，举吸摄出于空中，随渣滓而俱下也；有用补血益气之法以运之；有用破血化瘀之法以搜之。仲景以承气治燥屎，以抵当治蓄血；痘疹家谓用红花、紫草，使血分松动而易透出。其义大可思也。

向来邪气入脏入腑之说，腑脏即气血之别名也。析而言之，有经络之气血，有脏腑之气血。在经络之气分，为寒热走注；在经络之血分，为疼痛麻木。在腑，其神志清明；在脏，其神明昏愦也。夫邪气溃入血分，与血液合为一体，是血液之质必坏矣。治之必通泄其既坏之血液，或有黄臭汗出，_{在经络者}。或下污秽杂汁，_{在脏腑者}。皆外邪之变乱血液也。若内伤之病，血液自坏，或为干结，_{外为枯瘁，内为血痹}。或为湿腐，_{外为痈疽，内为五液注下}。或为泛溢。_{血化为水，变见腑肿，即血分水分是也}。在经络犹有可治，在脏者，新血无从生，即败血无从去矣。总由气分之菀结太深太久，浊气无所泄故也。治之必用前节托补诸法，使邪能撑出气分，方有希冀。盖血分之病，总以气分为出路也。

身中腹中一股热气冲
动者有虚实二因

朱丹溪曰：人有气如火，从脚下起，入腹者，此虚极也。火起九泉之下，此病十不救一。治法，以四物加降火药服之，外以附子末津调贴涌泉，以引火下行。虞天民曰：此证果系劳怯之人，固从阴虚法治之矣；若壮实之人有此，则湿郁成热之候也。予尝冒雨徒行衣湿，得此证，以苍术、黄柏，加防己、牛膝等药，作丸服之，而愈。后累治数人皆效。误作阴虚，即成痿证死矣。窃维临诊以来，每见患寒湿之证，如筋骨疼痛，四肢困软，咳嗽哮喘者，多自言有一股热气，从脐处上冲，绕背入心，或言有热气从脚心上冲少腹，或上冲腨腘，入于脊膂，更有直上脑面者，莫不自以为热，求用凉润滋阴之剂。予概置不顾，只照寒湿本证，再加入羌活、白芷、细辛、藁本、威灵仙、生附子，在脚心者，加牛膝、苡仁，又佐以菖蒲、茜草、郁金、姜黄、降香、三棱、莪术活血之品，即吐血咳喘，证以劳怯者，亦皆酌用此法，无不应乎取效。可见此证，总由寒湿满布经络，卫气不能畅达，而错道以入于脉中，或抑遏于皮里膜外夹缝之处，随左升右降之大气而转旋也。其自觉大热者，固由此处之郁久，热性太过，亦因体中寒湿气盛，真阳已减，遂映之而倍觉其热也。其从脐上冲者，脐乃小肠之部，人之饮食必待入小肠，始能化精气以行脉中，化悍气以行脉外，气管血管皆由小肠上达心肺，而内通脏腑，外布周身。今寒客于小肠之脉外，玄府闭塞，饮食新化之热气，不能匀布三焦，五经并行，而涌溢于脉中，遂觉热盛于常矣。故其热之起也，多在食远，或天明阳气上升之时，不似阴虚阳亢者，必发于日晡也；胸中多烦闷，四肢多恶寒无力，又不似阴虚阳亢者之烦躁不安，神气浮越也。前贤论此者，丹溪家以为阴虚阳亢，东垣家以为阳气下陷，未有指为寒湿者，而历数生平所治，又无一不是寒湿，心窃疑之久矣。得虞氏此论，为之一快，累治皆效之语，信不诬也。

五脏内伤外应见证

凡表邪之伤于外者，只以邪气所伤之部位论之，不必内动脏气也；即令病久，脏气亦为扰累，要总以邪气所伤之部为主，病在何部，即证见何部，无难察识也。惟脏气内伤，病隐于内，证见于外，各有定象，察之不真，每易混淆。何者？五脏外应之候，每多相似，难于拘泥，况又有兼脏之互相出入，故辨之不可不预也。兹撮其要，约有数端：一在经络所行之部，如太阳、少阴行身之后，阳明、太阴行身之前，少阳、厥阴行身之侧是也。一在气化所充之部，如脾主四肢与唇，肺主鼻与肩背，肝主宗筋、乳头与目，肾主二阴、腰脊与耳，心主面与舌是也。一见于脏气之功用，如肝主疏泄，心主神明，肺主出气，肾主纳气，脾主中焦，升降诸气是也。一见于脏气所主之体，如肝主筋，心主脉，脾主肉，肺主皮毛，肾主骨是也。一见于色与色之部，色即肝青、心赤、脾黄、肺白、肾黑之五色；部即心额、肾颐、脾鼻准、肺右颊，肝左颊，及《灵枢》所叙面之色部是也。以此数者，互合考之，病之所在，当无遁矣。

但其中尤以脏气之功用为主，经所谓省察病机，无失气宜也。察其前后数日证象之递变者，其机属于何脏，即可了然病之所属矣。凡五脏真气自病，未有不相乘克者，如肝病克脾，或脾虚为肝所乘，莫不先病之脏其证先见，后病之脏其证后见。《内经》曰：肾乘心，心先病，肾为应，色皆如是。此之谓也。故察外感者，必明五行之性情，与其功用之常变也；察内伤者，必明五脏之性情，与其功用之常变也。

论痉不当以刚柔分虚实

朱丹溪谓前人以刚、柔二痉分属风湿者，非也，当以虚实分之。刚痉属外感，宜栝蒌桂枝葛根汤及承气汤之类；柔痉属内伤，宜四物、八物、补中益气之类。愚按此明暗参半之论也。刚柔二痉，皆属于实，其虚痉乃别一证，不得以柔痉当之。盖有风寒之痉，有湿热之痉，有产后之痉，有热病之痉。风寒之痉，是风寒凝滞津液，筋脉不能濡润舒缓，寒性收引，故拘急也；湿热之痉者，即《内经》所谓湿热不攘，大筋软短，小筋弛长，软短为拘，弛长为痿者也；产后之痉，虽由血虚，亦由风寒，若不伤风寒者，即血虚不能成痉。故风寒之痉，有刚有柔。寒盛为刚，风盛而内热，即为柔也。湿热之痉，有柔无刚，二者体各不同，同归于实。惟热病之痉，《灵枢·热病篇》曰：热而痉者，腰折瘈疭，口噤齿龉也。此则津枯血败，筋无所养之败证也，谓之虚痉，而何有刚柔之辨耶？徐灵胎谓痉为伤寒坏病，仲景诸方，未尝一效。是不知刚柔二痉之病情，而并不知虚痉之治法也。风寒之痉，属于太阳，即产后风寒，亦太阳也，桂枝葛根主之，产后佐以养血可矣。湿热之痉，与热病之痉，有属于阳明内实者，承气主之；其热病之属于厥阴者，是肾水枯而肝风逆乱也，四物尚不对证，岂仲景实证诸方可施者乎？拟大剂生地，少加桃仁擂浆冲服，或再加防风。仲景猪肤汤法，亦可用。夫虚实者，以体气言也；刚柔者，以病形言也。刚柔二字，只以分风寒、湿热之轻重，若细求之，即刚痉，亦何尝不由津气之不足？津充气旺，即风寒深入，亦何至成痉耶？

痉有寒湿外束，阳气内伏而然者，脉紧、无汗是也；有寒湿下冲，阳气上格而然者，面赤、足冷是也。其证颇与脚气相类。脚气有冲心者，是寒湿由下从气化而上冲于里，此乃循经络而上冲于表也。上下之升降既格，表里之嘘吸亦闭，而大气膹郁于脉中矣，故脉伏而坚直也。脉沉细者，阳气内伏也。脉浛浛如蛇，腹暴胀大，为欲解者，必其脉由沉细变见粗长而软，是湿中生热，有温润之意，津液渐见流通，阳气之机拨动，与寒湿战于中焦，故相激而为腹胀也。此乃刚痉由阴化阳之转关也，与柔痉无涉，与虚痉更无涉。

仲景论列痉证多条，并不执定刚、柔二字。读者须就各条，研究其义，不可专以刚、柔二字横住胸中。夫病痉者，其人平日必湿重而气滞，或血燥而气涩也；平日已有不能运化津液濡养筋脉之势，及风寒伤之，无汗而津愈凝矣，风温伤之，多汗而津愈耗矣。此初起病即见痉者也。大致一缓不复痉者，为轻；时缓时急，一日数见者，为重；在经与入里之分也。发热二三日而痉者，如未见汗，筋骨疼痛，仍即刚痉也；已见汗，有阳明内实证者，仍即柔痉也；病久而痉，表里证俱不见者，气败而津枯血燥之死证也。其证必时缓时急，时迷时醒。盖凡痉者，多兼见厥，痉之实者，昏迷反甚，而口开手紧；痉之虚者，谵妄无常，而口开手撒，如中风绝证也。中风有见痉者，有不见痉者，痉有因风者，有不因风者。前人或以痉即中风者，亦谬也。又有身俯不抑，四肢蜷曲，头膝相抵者，在新感为邪中阳明，在久病为阳明虚竭。阳明为气血之海，而五脏六腑之所禀也。困败如此，脏腑何所禀而活耶？较之反张上窜者，尤为难治，而其死尤速也。

黄疸黑疸

黄之为色，血与水和杂而然也。人身血管、液管，相副而行，不相淆乱者，各有管以束之也。血分湿热熏蒸，肌理缓纵，脉管遂弛而不密，血遂渗出，与液相杂，映于肤，泄于汗，而莫不黄。故治之法，或汗或下，必以苦寒清燥，佐入行瘀之品，为摄血分之湿热而宣泄之也。湿热去则脉管复坚，血液各返其道，而清浊分矣。阴黄者，以其本体内寒也，虚阳外菀，与湿相搏肌肉腠理之间，仍自湿热，非寒能成黄也。阳黄色深厚者，热盛则津液蒸腐，化为黄黏之汁，与血相映，故色厚也；阴黄色暗淡者，无根之热，不能蒸腐津液，尽化稠黏，而水多于血，故色淡也。夫血之所以旁渗者，以血既为湿所停凝，而前行有滞，气又为热所逼迫，而横挤有力，加以肌理松弛，而血因之旁渗矣。蓄血发黄，亦此理也。《内经》谓瘅成为消中，湿热菀久而化燥火也，亦有消成为瘅者。燥火得凉润滋清之剂，已杀其势，未净其根，余焰内灼，转为湿热也。

　　黑疸，乃女劳疸、谷疸、酒疸日久而成，是肾虚燥而脾湿热之所致也。肾恶燥而脾恶湿，肾燥必急需他脏之水精以分润之，适值脾湿有余，遂直吸受之，而不觉并其湿热之毒，而亦吸入矣。脾肾浊气，淫溢经脉，逐日饮食之新精，亦皆为浊气所变乱，全无清气挹注，周身血管，不得吐故纳新，遂发为晦暗之黑色矣。第微有辨焉：其肾水不甚虚，而脾胃自虚，浊气下溜者，病在中焦，为易治也；其色黑而浮润，肾水虚甚，吸受脾之浊气，如油入面，深不可拔，病在下焦，其色黑而沉滞。治中焦者，清胃疏肝，滋肾利水，即小柴胡、茵陈五苓是也；阴黄者，黄连枳实诸理中汤主之。治下焦者，滋肾补肺，不得清胃，更不得利水，滋肾丸、大补阴丸加参、芪可也，必待肺气已充，肾阴已复，始从清胃利水；若阴黄者，茵陈四逆主之。总须兼用化血之品一二味，如桃仁、红花、茜草、丹参之类。为其已坏之血不能复还原质，必须化之，而后无碍于新血之流行也。

注　冬

前人有阴虚注夏之说，余又创阳虚注秋之说，近察人间之病，似有可名注冬者。常见有人每交冬令，即气急痰多，咳嗽喘促，不能见风，不能正眠，五更以后，即须危坐，面色苍黄，颧颊浮肿，腿酸背胀，举动不便，饮食、二便如常，亦或赤涩溏泄，春分渐暖，始渐平愈。此乃脾、肾之阳两虚，肾中水邪上溢于肺，脾中湿邪下溜于肾，上下湿热浊阴弥漫，肝阳疏泄宣发之性抑郁而不得舒。其人目胞浮而似肿者，脾气滞也；目光露努而少神者，肝气滞也。故必待木气得令许久，肝气始能升举，始能泄肾邪而醒脾阳，与《内经》秋伤于湿，冬生咳嗽之证相似。然伤湿为新病，此乃逐年如此，至时即发，形同痼疾，得不谓之注冬乎？朱丹溪谓逐年入冬即患咳喘者，时令之寒，束其内热也；先于秋月，泄去内热，使寒至无热可包，则不发喘矣。即此证也。第泄热之说，犹有可议者。此证虽因内有湿热，实因阳气虚弱，寒湿在表，三焦不得宣通，始蕴蓄而成痰热也，虽无表证，实由表邪。治法当以苦淡清其里，辛温疏其表。苦淡如二妙散、胃苓汤之属；辛温如荆防败毒散、冲和汤之属。古用越婢半夏汤，麻黄、石膏并用，最为有义。若年深岁久，痰涎胶固，寒湿深刺筋骨者，更非海浮石、海蛤粉、瓦楞子、煅牡蛎、焦楂、桃仁、赭石、礞石，不能涤其痰；非细辛、羌活、白芷、葛根诸品，不能攻其表；非黄柏、侧柏、胆草、柴胡、苦参大苦大寒，不能泄其浊而坚其阴。且宜先于夏月，乘阳气宣发之令，预为加减多服，使筋骨腠理无有留邪，肠胃三焦无有伏湿，则阴邪下泄，真阳外充，膻中泰然，百体俱适矣。其补药只宜菟丝、杜仲、牡蛎、海螵蛸，苦坚咸温，镇固肾气，不宜姜、桂辛烈灼阴也，更不宜承气、陷胸重泄脾肾真气也。若以苏、杏降气，则伐气而上虚；芪、术补脾，则助邪而中满。

食填太阴证似结胸似温毒似阴虚

凡生冷、坚硬难化之物过食，停于胃脘，以致发热、气喘、胸口结痛拒按、大便秘结，有五六日、十余日不动者，全似结胸，而断不可以大、小陷胸法治也。陷胸是因误下，邪气内陷，与内痰相裹；此乃初起即见结痛，是有形之物阻塞气化，非气化壅结也。若依陷胸治之，洞肠穿胃，形气俱伤矣。其证两侧头痛，是食阻少阳之生气也。舌苔或白厚，或黄厚，而上覆以黑，是胃脘之血为冷食所逼而停凝也。舌尖起小红粟累累，甚

则紫黑，延及两边，心热如焚，口干索水而不欲咽，是
胃阳不能斡运而上越，又挟有死血也。故小儿伤食寒热，病愈
后，多有吐血数口，及下血一二次者，此也。凡寒热证及内痈证，多挟死血也。
三五日，有饮水无度者，是宿食蒸腐化热也。此时遍身
烷热，神识昏迷，胸高气粗，若误作温毒，治以凉解，
阳气泄伤，食转不化而洞下矣。亦有肢冷额热，困倦无
力，呼吸不续，自汗盗汗者，若误作阴虚，治以滋补，
中气愈郁，痞满愈甚，甚者化为肠痈、胃痈，积为肺
痈，轻亦传为痢疾矣。此病阳明胃腑形气俱困，太阴肺
脏气化大伤，更有先伤他物，未及消化，旋又加以生硬
者，其势尤重，是胃之上下脘俱困矣。治之失法，死生
反掌，故东垣首兢兢于此也。近时小儿最多此证，或当
风乳食，或谷果杂下。其初起身忽大热，面颊尤甚，腹
痛夭纠；旋变寒热往来，入夜即热，五更为甚，天明即
止，额与手心常热，爪尖时冷，肚腹膨胀，渐见胸高气
急，鹜溏不畅，或先水泻。禀赋弱者，不能化热，即致
洞下不起；化热者，痰生于内，壅肺迫心，传为惊风。
病家、医家以为既经泄泻，不疑有食，起手则发表以虚
其中气，继则清热以冰其胃阳，久则或以为慢惊而坠
痰，或以为阴虚而养肾，又以为气虚而健脾补肺，亦有
与槟榔、木香者。病家畏而不服，或服之而不知善其
后，杂投攻补，而儿已胸过于头，肚大于箕，不可为
矣。此焦楂、桃仁、陈皮、紫菀一二剂之事耳！而众医
集议，迁延无策，目睹情形，可笑可慨！

阴阳不别由于传派不清

前人每于阴虚阳陷，热郁于内，脉见沉散之证；阴虚阳亢，热浮于外，脉见浮洪之证；阴虚阳熄，内外皆寒，脉见芤弦之证；阳虚内陷，阴为阳扰，脉见紧数之证，一概指为阴证。与阴盛格阳，寒冱于内；阴盛遏阳，寒锢于外之证，略无分别。此喻嘉言所讥为传派不清者也。倘概用附子理中、四逆、真武，贻误岂浅鲜哉！更有口称阴证，而方用四物、六味；口称阴虚，而方用四逆、白通者：尤当会意，勿致害词。夫阴虚者阳必凑之，阳虚者阴必凑之，此一说也；阴虚者阳必无根，阳虚者阴必不固，此又一说也。故阳虚内热，与阴虚内热，致不同也。阴虚者，如房室过度，或用心过度，阴气消耗，发为骨蒸，骨髓如空，小便赤涩，此阴虚而阳气因以陷之也。治之必填精补血，以充其阴而擎其阳，宣发升举之品，只可为佐。阳虚者，如劳力过度，汗出过多，一经宁息，时时洒淅恶寒，内发烦渴，四肢困倦，筋骨酸痹，此阳虚不能行表，而内缩于阴也，此时阴分亦必受伤，但病起于阳。治之必健脾益气，以充壮其阳，生津清热之品，亦只可为佐。东垣补中益气之制，为阳虚内热设也。丹溪大补阴丸之制，为阴虚内热设也。二者岂可差互乎？重以填精补血治阳虚，必致阳愈郁滞，而不可复振；重以健脾益气治阴虚，必致阴愈消灼，而不可复回。

辨阳旺阴生

　　阳旺未有不胜阴者，其阳旺而阴生，必剂中有阴药之为引导。若人参本具生津益气之大力，与肉桂、附子纯阳者迥别，其益阴，本不得谓之阳旺之功也。至于真火衰歇，沉阴冱寒，津气因寒不得敷布，发为烦渴，精血因寒不得充壮，发为枯瘦，渣滓因寒不得运动，发为秘结，以姜、桂、萸、附补益真阳，遂能蒸动津液，宣化水精，使五脏百脉为之充润也。此阳旺而阴始化，非阳旺而阴自生也。又有暴病，阴盛格阳，寒结于内，热浮于上，烦躁，狂妄，谵语，喘促，以桂、附开其下寒，而虚火遂返其宅者，此亦阴化，非阴生也。且皆以其阴盛，而益阳以胜之，使归于和平，非以阴少，而益阳以助之也。岂真有精枯血燥，虚火亢炎，而桂、附能以独力致阴消火者乎？必用阴药而资桂、附熏蒸鼓舞之力也。《内经》谓辛能开腠理，通气致津液。其所谓"致"，是自此而之彼，非自无而之有；是熏蒸、鼓舞、宣通、敷布之谓，非包涵、孕育、滋长、增益之谓也。前人措词过当，每多如此，其病根总由于语欲惊人也。后人习为常谈，漫不加察，贻误匪浅，故敢正之。

用药须使邪有出路

吴又可谓黄连性寒不泄，只能制热，不能泄实；若内有实邪，必资大黄以泄之，否则畏大黄之峻，而徒以黄连清之，反将热邪遏住，内伏益深，攻治益难。此义甚精。凡治病，总宜使邪有出路。宜下出者，不泄之不得下也；宜外出者，不散之不得外也。近时于温热证，喜寒清而畏寒泄；于寒湿证，喜温补而畏温通。曾闻有患痰饮者，久服附子，化为胕肿，是不用茯苓、猪苓之苦降淡渗以导邪，而专益其阳，阳气充旺，遂鼓激痰水四溢矣，即补而不泄之过也。张子和变化于汗、吐、下之三法，以治百病。盖治病非三法不可也，病去调理，乃可专补，补非所以治病也。且出路又不可差也。近时治病，好用利水，不拘何病，皆兼利小便，此误会前人治病以小便通利为捷径之说也。尝有患痰饮而胕肿者，医以真武、五苓合与之，不效。余曰：此因三焦阳气不得宣通于表，表气郁而里气始急也。虽有痰饮，并不胀满，宜以温补合辛散，不得合淡渗也。治之果汗出而愈，渗之是益伤其里矣。当时有谓须泄虚其里，使表水退返于里以泄之，而后可愈者，是真杀之也。前人有用此法者，是邪伏里膜，非在肤表也。虚其肠胃，俟里膜之邪复聚于肠胃，然后从而竭之。如吴又可所谓俟膜原热邪复淤到胃，再用下法是也。盖肿，表证也，为风，为寒湿，其证动而后喘，法宜散之；胀，里证也，为湿热里盛，脾实肝滞，木郁土中，其证不待动而自喘，法宜泄之；肿胀兼有，散之、泄之。未有肤肿而反泄之，使陷入于里者也。

发明欲补先泻夹泻于补之义

孙真人曰：凡欲服五石诸大汤丸补益者，先服利汤，以荡涤肠胃痰涩蓄水也。初亦赞此法之善，乃今益有味乎其言也。凡人服人参、白术、黄芪、地黄而中满者，皆为中有邪气也。盖服此药之人，总因虚弱，虚弱之人，中气不运，肠胃必积有湿热痰水，格拒正气，使不流通；补药性缓守中，入腹适与邪气相值，不能辟易邪气，以与正气相接也，故反助邪为患矣。故凡服补益者，必先重服利汤，以攘辟其邪，以开补药资养之路也；或间攻于补，必须攻力胜于补力，此非坏补药之性也。如人参、白术，合槟榔、厚朴用，即补力大损，合黄柏、茯苓、桃仁、木香用，乃分道扬镳，清湿热以资正气者也。抑又有要焉，胃中痰水，不先涤去，遽行健脾补气，气力充壮，将鼓激痰水四溢，窜入经络，为患更大。每见有服补药，反见遍身骨节疼痛，或有块大如桃李，行走作痛，或肢节忽然不便，或皮肤一块胕肿麻木，冷痛如冰，如刺如割，或脉伏结不调，人以为补药将痰补住，非也，是补药将痰鼓出也。张石顽谓有一种肥盛多痰之人，终日劳动，不知困倦，及静息，反困倦身痛者，是劳动之时气鼓痰行，静息即痰凝阻其气血也。夫痰饮既已窜入经络，断不能复化精微，从此败痰流注，久郁腐坏，而痿痿、瘫缓、痹痛、偏枯不遂之根基此矣。不知者，以为补药之祸，非也，不肯攻泄之祸也。喻嘉言亦谓痰盛之人，常须静息，使经络之痰退返于胃，乃有出路，不宜贪服辛热之剂，反致激痰四溃，莫由通泄也。然但禁辛热，不如用苦涩沉降之剂，轻轻频服，以吸摄膜络之浊恶，挟之而俱下，斯胃中常时空净，而可受温补，亦不妨辛热矣。凡药味辛麻者，最能循筋而行，亦最能引痰入络也。

伏邪皆在膜原

膜原者，夹缝之处也。人之一身，皮里肉外，皮与肉之交际有隙焉，即原也；膜托腹里，膜与腹之交际有隙焉，即原也；肠胃之体皆夹层，夹层之中，即原也；脏腑之系，形如脂膜，夹层中空，即原也；膈肓之体，横隔中焦，夹层中空，莫非原也！原者，平野广大之谓也。故能邪伏其中，不碍大气之往来，古书所谓皮中淫淫如虫行，及行痹、周痹左右上下相移者，皆在皮肉夹缝之中也。药力亦复不能直达其处，何者？药力不过鼓正气以攻邪，今气道宽大，中虽有邪，而正气仍绰有可行之道，即不必与邪气相值矣。若夫吴又可所谓瘟疫之邪，盈溢膜原，是邪气自行发动，与正气相触也。犹以外皮既坚，内膜亦固，中道宽大，疏泄维艰，故有屡淤到胃、屡泄始尽之法，更有必俟复淤到胃，方能再下之议，此从里泄也。叶天士治温热，有再从里托于表之说，是从外泄也。故养生者，只当闭密，使邪勿入膜原。即入膜原，必待发病，邪气舒张，始能攻泄。当其未发，邪正相避，无从著力。故《难经》谓温病之脉，行在诸经，不知何经之动也，各随其所在而取之，即俟其既动而后治之之义也。既动则有所动之专经，而可施专攻矣。《内经》四时之伤，伏气为病，皆伏于膜原也。吴又可既知有膜原之事，又力斥伏气之非，谓人身之中，何处可客邪伏，越时许久，而后发耶？仍未彻膜原之情形者也。夫果百邪皆即伤即病，是人身只有邪伤肤表之病，何以有邪在膜原之病？且如人之一病，累愈累发，或一年，或数年，不能除根者，当其暂愈，岂非内伏之明验耶？其所伏，必不在呼吸之冲道，亦必不在血气之细络，而必在空阔无所拘束之部，此即膜原是也。然则邪又何以遽入膜原也？曰：其由皮毛入者，方始中于表也，必发寒热；由呼吸入者，其始中于肺也，必发呛咳；中于胃也，必发呕满。或以其势微而忍之，或攻之而未尽，适遇劳力汗出，及与房室，膜原之中大气暂虚，遂摄入之而不觉矣。亦有不发寒热、咳、呕，而浸润渐渍以深入者。邪入膜原，身中即隐隐常不自在，或头痛晕眩，或身常汗出，或常畏寒畏热，或骤苦气短，不能任劳，或四肢少力，或手心常热，或小便赤涩，或大便常泄，或大便常秘，或饮食不消，或饮食倍增，或口常渴，或口淡少味，或舌苔倍厚，或夜不成眠，或多梦纷纭。及其发也，随邪毒之微甚，正力之强弱，而变化焉。寒化为温者，其阳盛也；风化为泄者，其阴盛也；暑化为疟者，发于表也；湿化为咳者，发于里也；更有发为痹痛，身中累累如桃李核，久不愈者；有发为瘾疹，发于一肢一窝，逐年应期即发，不得断根者。尝治此证，疏表清里，展转搜剔，久而乃效。以其邪在膜原，不在腠理，又仅发于一窝，能与药力相避故也。当其既愈，中气必虚，《千金方》论治肿胀，必攻之使其人虚弱，病乃可愈，即此义也。始表散之，继清泄之，乘其外发而散之，因其内留而泄之，散而泄之，泄而散之，而邪可净矣，而其人有不虚弱者乎？是又在调理之得法也。常有调理之后，余焰复炽，诸证微发，仍复间用攻泄，始得净尽者。甚矣！膜原之邪之不易治也。

瘀血内热

腹中常自觉有一段热如汤火者，此无与气化之事也。非实火内热，亦非阴虚内热，是瘀血之所为也。其证口不干，而内渴消水。盖人身最热之体，莫过于血。何则？气之性热，而血者气之室也，热性之所附丽也。气之热散而不聚，其焰疏发；血之热积而独厚，其体燔灼。火犹焰也，血犹炭也，焰热于炭乎？抑炭热于焰也？故病人或常如一阵热汤浇状，是心虚而血下溜也；又常如火从胸腹上冲于喉，是肝脾郁逆而血上冲也；皆仍在血所当行之道，故不为泛溢外出之患。又有两肋内或当胸一道如火温温然，有心窝中常如椒桂辛辣状，或如破皮疼胀状，喉中作血腥气者，是皆瘀血积于其处也。其因或由寒热病后，或由渴极骤饮冷水，或由大怒，或由用力急遽，或由劳后骤息，或由伤食日久，或由嗜食煿炙太过，在妇人或由经水不尽。治之必兼行瘀之品，如桃仁、红花之属，或吐紫块，或下黑粪，乃止。若误以为实火，而用寒清，以为阴虚，而用滋补，则瘀血益固，而将成干血证矣。凡瘀血初起，脉多见弦，兼洪者易治，渴饮者易治，其中犹有生气也；短涩者难治，不渴者难治，以其中无生气也。如汤火上冲下溜者，血虽瘀而犹行；如辛辣、如破皮，常在其处者，血已结于膜络，不得行也。血行者，凉化之，佐以补气；血结者，温化之，佐以行气。本草称三棱能消刀柄，亦甚言其能化无气之血块也。

劳伤阳虚发热

前人多言阴虚发热，罕言阳虚发热者，惟东垣曾力辨之。夫劳伤阳虚者，大劳大汗，及强力入房，汗出如浴，阳气内竭，即亡阳之例也。发为表热，粗看与外感无别，若兼外感，更难别矣；头面胸腹燔灼如火，自觉心中如焚，又与温病相似。治法却与外感与温病毫不相涉，若或差误，死在顷刻，轻者亦不出五日七日也。其辨别处，外感脉必弦紧；温病脉必洪大，上涌有力；劳伤脉必迟弱无力，或浮虚而促，或沉细而疾，或断而漉漉如珠，或涩而参伍不调，或应指即回而无势，或软长圆净而无晕。外感四肢俱热；劳伤两足必冷，不能甚热。温病以手按皮肤上，必久而愈热；劳伤久按反觉冷气侵入。外感热盛，必烦躁气粗；劳伤气平身静，不能转侧。温病内热，必全腹上下皆热；劳伤只热在心中，是阳气离根，而上结于此也。温病内热，必渴而索饮无厌；劳伤口干，索水不欲饮，饮亦不多。外感舌苔先白而转黄；温病舌苔先或白或黄而转黑，干燥生刺；劳伤或舌白苔薄，或淡红无苔，或舌黑而润，或舌尖有红紫黑点，而舌心自净。外感、温病热盛，而色必赤；劳伤面色不赤，或两颧浮红，而额上晦暗。外感、温病热盛，必昏惑谵妄，手足躁扰；劳伤神识清明，但卧而身重难动，睡中呢喃一二句，而声息甚微。如上诸象，即不全见，总有二三处可辨。若舌微强短，及言谈委婉详尽，异于平日者，此真气已离，神丹莫救矣。治之先宜微酸入温补剂中，敛阳归根。有外感者，俟中气有权，发见躁扰之象，再以补中加散可也。其中又有夹食、夹血、夹痰、夹湿、夹郁之辨，更有兼阴虚者，并宜兼顾。若素有痞块，尤难措手。误用白虎、三黄及犀角地

黄，但一入口，即心气衰息，口不能言，万无挽回之
策。若外感重而劳伤轻者，即陶节庵所谓劳力伤寒也，
与虚人病感，皆散中加补可已。

末病尤当治本

凡病偏着于一处，必有致病之本，在于脏腑之中，
宜求其本而治之，非可泛治也。即如鼻生息肉，手指麻
木胀痛，症虽见于极杪，根乃发于至深。何则？以其气
行于专经而不旁及也。若外邪所伤，岂能如是之专乎？
亦有外邪伤于专部而为病者，此必滞入血脉，发为肿
痛，则有之。若气分之病，而偏着不移，久而不愈，或
时愈时发者，未有不根于内者也。或邪气由脏腑而溢于
本经，或脏腑不足，以致经气不充，而邪气乘虚中之
也。各视兼证，以辨虚实而治之。凡由内脏外溢者，大
致于神明之间必有变动，或饮食、二便有异也。

利　小　便

世但知大便滑利之伤气，而不知小便滑利之更伤气
也；但知小便频数之伤阴，而不知以二苓、泽泻、木通
等强利小便，而小便并不能利者之更伤阳也。近日医
家，惑于前人治病以小便清利为捷径之语，不拘何病，
率用二茯、泽泻，往往真气下脱，邪气内陷，缠绵不

解。殊不知前人之意，是谓三焦气化通畅，即自小水通行，所谓里和也，以小便清利为里和之标验也。后人只当求所以和里之法，不当但利小便。盖膀胱贴切命门，为命门元气发嘘之第一关隘。《内经》谓三焦膀胱，应于毫毛腠理。以元气行于膀胱，充于三焦，达于毛理也。今泻膀胱，是直泻元气发嘘之根矣。故阴虚之人不可利小便，阳虚之人尤不可利小便。

钱仲阳曰：小热解毒，大热利小便。李东垣曰：肺受热邪，津液气化之源绝，则寒水断流，膀胱受湿热，癃闭约束，则小便不通，宜木通以治之。朱二允曰：小便利，则诸经火邪皆从小便而下降矣。夫火蓄于内，有宜通大便者，是热结于肠胃之渣滓，在浊道，不在清道也；有宜利小便者，是热邪淫溢于三焦之血脉，清道为热浊所搏，宜以养阴之药，如生地、花粉之类，复其津液，使热邪浮动，从血脉退出于津水之中，而以渗药利之而俱下，故小便利者，阴生而火退也；亦有热邪浊浊两结者，张子和有玉烛散，陶节庵有黄龙汤，皆四物、承气合方，胡宗宪更谓先养阴活血，使毒不沾连于肝，然后可以承气下之，是又分先后治法也。故水蓄于内，宜利小便；火蓄于内，亦不外利小便。

仲景治伤寒蓄水，用五苓散，多饮暖水者，岂所蓄之水不足利耶？盖此证虽云蓄水，亦兼蓄热，水与热各搏于一偏，泽、茯、暖水并进，使两邪一齐并去，不致水去热起。且其时表邪未净，方中桂枝既宣膀胱气化，亦以清理表邪也。邪水不能作汗，必借暖水之精，以蒸动作汗也，手法之密何如耶？以一方一法，而两解里邪，一解表邪，手法之迅何如耶？

古人利小便法，不可胜纪，大致不外养阴、理气两途，是利小便之先，正有大段事在，而小便之利，特其征验耳！今人不求所以利小便之故，不拘何病而混用之，又不求所以利小便之法，仅取泽、茯而直用之。在外感则邪气内陷，在内伤则真阳下泄，抑更有丧心之说焉。小便一利，表气乍陷，升气乍匿，病形必为之暂隐，遂指为病减，以欺病家，旋即推手，以卸祸于后来之医也。误用麻、桂而汗脱，误用硝、黄而泄脱，世皆知之；误用泽、茯而渗脱，独无有知者，以其虽用渗药，而小便不必见利，元气脱于无形故也。此祸近日儿科尤甚，不问何病，一利之后，垂头丧气，中气不续，不能自言，旋变喘促，更谓气拥而破降之，遂四肢微掣，目胞下垂，额冷汗出，而魂不返矣。大抵小儿病，平日多是风寒、乳滞，或久卧湿褥，身伤于湿也；夏月拥抱太久，是大人身上热气、汗气，逼入小儿身中、腹中也。治宜宣开疏化，佐以清降，其渗利敛涩，皆未可轻试。

利止遗止反为死证

仲景论伤寒少阴病利止，息高者死，时眩冒者死。

又谓霍乱利止者，亡血也，脉不出者死。吾诊病虚损者两人，皆上咳下遗，遗止两三月即死。盖遗者，阴阳不相维也，然犹有精，而气犹足以激出之；止则精神当日旺，病证当日瘳，乃反身日见困，神日见衰，脉形日细，至数日数，断续不匀，早晚无定，此乃阴阳偏绝，无气以激其离根之元气，仅萦萦于中焦而未散耳！故咳声日低，呼吸日短，饮食时进时退，渐见稍动即喘，神魂不宁，此时补脾则中满，补肺则上壅，而补肾与命门真阴真阳，温养摄纳，引气归元，虽为对病之剂，亦是催命之符。何者？下焦元气空虚无主，五脏运行之气久已不归其根，一旦补药得力，中焦气将下运，如桶脱底而一去不得返矣。孙一奎治马二尹伤食，误服大黄、芒硝、巴豆重剂，尚未得泻，以六君子救之，而曰虑其得药后，脾阳内动，诸药性发，将大泻不止，如瓶水底漏而不可禁也，须备人参数斤以预之。其机括正与此同。孔毓礼亦谓痢止而手足厥逆，脉反沉细无神，不能食者，死也。仲景为利止脉不出者，出人参四逆汤，亦不忍坐视，聊尽人事而已。夫利出浊道，又属暴病，犹且如此，况遗出命根，又在久病之后者乎！

平肝者舒肝也非伐肝也

肝之性，喜升而恶降，喜散而恶敛。经曰：肝苦急，急食辛以散之，以辛补之，以酸泄之。肝为将军之官,而胆附之,凡十一脏取决于胆也。东垣曰:胆木春升,余气从之,故凡脏腑十二经之气化,皆必藉肝胆之气化以鼓舞之,始能调畅而不病。凡病之气结、血凝、痰饮、胕肿、膜胀、痉厥、癫狂、积聚、痞满、眩晕、呕吐、哕呃、咳嗽、哮喘、血痹、虚损,皆肝气之不能舒畅所致也。或肝虚而力不能舒,或肝郁而力不得舒,日久遂气停血滞,水邪泛滥,火势内灼而外暴矣。其故由于劳倦太过,致伤中气,以及忧思不节,致伤神化也;内伤饮食,外感寒湿,脾肺受困,肝必因之。故凡治暴疾、痼疾,皆必以和肝之法参之。和肝者,伸其郁、开其结也,或化血,或疏痰,兼升兼降,肝和而三焦之气化理矣,百病有不就理者乎?后世专讲平肝,不拘何病,率入苦凉清降,是伐肝也。殊不知肝气愈郁愈逆,疏泄之性横逆于中,其实者暴而上冲,其虚者折而下陷,皆有横悍逼迫之势而不可御也,必顺其性而舒之,自然相化于无有。如东垣重讲脾胃,必远肝木,所指药品,乃防风、羌活、川芎、白芷诸辛散之品也,即陈皮、厚朴,且屡伸泄气之戒矣。其义不大可思乎?丹溪号善用苦寒,而意重开郁,常用之药,不外香附、川芎、白芷、半夏也。其义不更可思乎?故知古人平肝之法,乃芳香鼓舞,舒以平之,非白芍、枳壳寒降以伐之也。然则肝盛者当何如?曰:肝盛固当泄也,岂百病皆可泄肝乎?医者善于调肝,乃善治百病。《内经》曰:升降出入。又曰:疏其气而使之调。故东垣之讲胃气,河间之讲玄府，丹溪之讲开郁，天士之讲通络，未有逾于舒肝之义者也。所谓肝盛者，风火自盛，升散之力太过也。后人每以郁而上冲头痛、头胀者，为肝阳太旺，更有以遗精、白浊、烦躁、不眠诸下陷之证，指为肝阳太旺者，不亦庆乎！

风厥痉痫 附：中恶、五尸

《内经》论中风，皆指外中于风者，只是隐伤天地不正之气，如前所谓阴虚者，感温升之气而发病，阳虚者，感敛肃之气而发病是也。荣血耗燥，不与卫气相维，卫气衰散，无力自主，遂隐为空气暗风所持矣。张景岳毅然发"非风"之论，直指为即古之"煎厥"，其理固是，而情形究有不同。天地之间，空中转运之大气，即风也。其力甚锐，岂必拔木扬沙哉？庄子曰：人在风中。仲景曰：人因风气而生长。皆谓空气即风也。当中风发病时，其周身脉络皆有空气驰骤乎？其中非如厥证之专为本气内乱也。《内经》又谓阳之气，以天地之疾风名之。此"风"字与外风全不相涉，正合厥证机括。中风之风，虽亦有此亢阳之气，而其发病，究因感于空气，窜入筋脉也。故前人治法，总兼散风之意，不为无见。其与痉、厥、癫痫异者：风为之病，其伤在筋，故有口眼㖞斜，肢节痿缓之象。厥之为病，其伤在气，血虚气逆，加以外寒，束于皮肤，逆气内迫上奔而发病也，故气复即醒，醒即如常，而无迁延之患，以其在气分故也。但正当气逆之时，血未尝不随之而逆，故昏不知人。其形静者，气机窒塞之甚也。其有放血而愈者，邪不在血，血未瘀败也；若血败而色全黑，及血瘀而放不得出者，死矣。癫痫之病，其伤在血，寒、热、燥、湿之邪，杂然凝滞于血脉，血脉通心，故发必昏闷，而又有抽掣叫呼者，皆心肝气为血困之象，即所谓天地之疾风是也。厥有一愈不发，癫痫必屡发难愈者，正以在血故也。《内经》谓厥成为癫疾。气病日久，亦将滞入血脉也。痉之为病，亦伤在筋，而暴因风、寒、湿之外邪，其来也骤，筋中之本气未亏，故证见邪正格拒之象，而愈后并无似中风之余患也。一为筋中之血虚，而暗风走之；一为筋中之气滞，而外邪持之也。其热病血不养筋而痉者，乃转筋之败证，血竭气衰，但略见口噤、齿龅、瘈疭，而无脊反、头摇、目赤、格拒之象也。中恶客忤而卒死者，即厥也。但所感或挟空中秽恶之气，故其治或放血，或汗，或下，皆以泄气血中有余之邪也。要之，此四病者，虽有病机病体之不同，而吾有一言以该之，归于调肝也。经谓十一脏取决于胆，肝胆一气也。肝胆之气充足条畅，嘘噏停匀，其根不空，其标不折，断不致有仓皇逆乱之事。故治法虽各因其脏，各因其气，而总必寓之以调肝。肝者，贯阴阳，统血气，居贞元之间，握升降之枢者也。木曰曲直，肾阴不燥，则肝能曲而藏，而心得下交；脾阳不陷，则肝能直而伸，而心得外照。世谓脾为升降之本，非也。脾者，升降所由之径；肝者，升降发始之根也。

又有所谓五尸者，飞尸、伏尸、遁尸、风尸、疰尸。其发也，或目光一眩而厥仆，或身上胸内一处急痛，如刺如裂，瞬息攻心，而即厥仆。或怒而发，或忧而发，或劳而发，或惊而发，或食恶味而发，或闻秽气而发，或入庙、入墓、问病、见尸、见孝服而发，或闻哭而发，或自悲哭而发，或见血而发，或遇大风骤寒而发。此皆风、寒、燥、湿杂合之邪，刺入血脉，内伤五脏之神也。自古医书，未有确指病根者，以泰西医说考之，乃逆气鼓激，恶血上攻于脑也。其先痛而后厥者，由脑气筋而渐感于脑也。所谓脑气筋者，如脂如膜，发原于髓，资养于血。故邪伏于营血之分而不散，以致血络有变，一经外有所触，感动其邪，与血相激，其机如电之迅而病作矣。《内经》曰：血气者，人之神也。又曰：血者，神气也。故血乱而神即失常也。此皆痼疾，与癫痫同类。治之总以疏肝、宣心、濡血、搜筋为法；肝气舒、心气畅、血流通、筋条达，而正气不结，邪无所容矣。其用药，大致多生津、化瘀也；津充则五脏皆润，瘀行则百脉皆通。而古书只有祛痰、理气之议，宜其百无一效耳！

中风实在上焦虚在下焦

中风者，内燥化风，而复感于邪之所作也。内燥之故，亦致不同，有湿热久菀化为燥痰，壅满胃络，一旦或因劳倦，或因忧郁，或因天时不正，忽然晕倒，昏迷无知，四肢抽掣，呼吸有痰者，此热痰壅入心包，而气闭不通之证也。其证神昏而不醒，肢瘈而不缓，或更兼拘急不便也。病在中焦以上，为肝脾之邪实，治宜开之、降之，涤痰、化血，佐以养阴。有阴虚内涸，无以奉心，心气大溃，筋脉缓弛，一旦不因劳倦，不因忧郁，不因天时不正，卒然仆倒，口目喎僻，流涎不止，两腮晕红，手足微掣，缓纵不收，偏痿不用，呼吸有声无痰，神识忽明忽昧无定者，此下焦阴津耗竭，无以维气，气散筋枯之所致也。病在下焦肝肾，阴空阳散，大开不合，治宜滋之、敛之，养心、平肝，佐以行气。盖此之所谓中风，即《内经》所谓发为痿厥，是痿、厥合并之病也。观于《内经》论厥，有寒有热，而论痿独曰生于大热也。玩于斯义，亦可知阴阳、虚实、微甚之别矣。夫中风未有不由于阴虚者，但有阴虚而阳气内陷，有阴虚而阳气外散，有专真气内空，有兼痰涎内实。故前证偏于厥多，厥多者，阳气怯而陷，故内攻有力。何者？痰血有以滞之也，其后恒积为内热。后证偏于痿多，痿多者，阳气悍而散，故瘫缓无力。何者？津血不足以维之也，其后或转为内寒。有病而即死者，有病而迁延岁月者，入脏与入络之辨也，又虚脱与实闭之分也。至于其脉，大率左沉弦而右洪缓。何者？阳气内陷而结，阴津内竭而枯也。有两手沉细弦劲者，纯于阳虚也；有沉而洪散，重按指下一片模糊者，纯于阴虚也。又有浮弦细劲者，浮薄而散者，有汗即死，无汗可治。有三部断续不匀，漉漉如珠者，有两关孤硬，而尺浮空者，此皆元气已脱也。有三部洪弦滑实，粗硬如索，冲指而起者，是阴竭而痰涎内实也，身静即死，四肢躁扰，有力如狂，宜大承气加人参、地黄急下之。有浮候弦细，中沉缓滑兼洪，重按始空者，此阳微虚，而内有湿热之痰，中风极善之脉也。又有下焦阳气虚寒，中焦肝胃燥热，寒格其热，上冲于心，其脉浮空，或洪大，而按之弦细呆长也。

夫中风，大病也。前人议论歧出，莫衷一是，故于此三致意焉。东垣言虚，其时有内实者何也？河间言火，其时有无火者何也？丹溪言痰，其时有无痰者何也？惟探其本于津枯血滞，明其机于阳气内陷与阳气外散，辨其证于痰之有无、外感之轻重，究其变于化寒、化热，而大义赅于此矣。

厥逆奔豚脚气攻心

《内经》曰：厥逆者，寒湿之起也。《千金方》及董及之谓此即脚气。似矣。脚气有风湿、寒湿之不同。风湿，多挟热也。又有奔豚，亦下焦寒湿证。皆邪气自下部鼓肝、肾之虚阳上冲于心，使真气离根而上浮，最为危急之候。其故由于风、寒、湿邪，自足心涌泉穴窜入，或自腰脐窜入。其缓者，菀为湿热，化内风而上冲；其急者，是风胜也，不待化热，而即上冲。久延不愈，遂结为肾积之奔豚，所谓猪癫风也，是膀胱气逆也。又有一种本无外邪，肝肾内冷，阴风鼓动水邪，上掩心肝生阳，迫闷卒厥，神昏不醒，舌强不语，口眼㖞僻，四肢瘫痪拘急者，亦奔豚之类，急证也。宜温宣重镇，如黑锡丹之类主之。其轻者，拟方如下：熟附片、煅龙骨各四钱，乌药、九节菖蒲各三钱，桂枝、牛膝各二钱，木瓜、吴萸各一钱，细辛、沉香各六分。此方宣通心肺清阳，温化肝肾伏阴，即《金匮要略》首条所叙之证治也。《金匮》曰：见肝之病，知肝传脾，即当实脾；脾能伤肾，肾气微弱，则水不行；水不行，则心火气盛，则伤肺；肺被伤，则金气不行；金气不行，则肝气盛，则肝自愈。此治肝补脾之要妙也。肝虚则用此法，实则不在用之。此谓肝之阴气，挟肾之水邪，上胜脾阳，治当健脾之阳，制肾之水，水退火升，则肺金清肃之令不行，而肝木生发之令得矣。此专指肝肾虚冷言，故曰肝虚用此法也。后人不识其义，疑误疑衍，亦昧矣。故中风有一种纯寒无阳之证，其根发于里，即寒湿脚气、奔豚之类，于东垣、河间、丹溪所称痰火之中风，渺不相涉。历来论中风者，泥于三家，不暇及此矣。喻嘉言《医门法律》中寒篇末，发明许叔微椒附汤方证，其义与此相发，当详玩之。

虚损奇证

天下有奇证，即在常病之中，令人不可捉摸者。族弟成室太早，先吐血，继咳嗽，二年，始得诊之；脉数而涩，以温补脾肾，兼理肺气治之，即愈。半年回家，又接考试，病复发，又半年，始得诊之；身热，时时汗出，咳嗽气急，自言少腹有气上涌，当其涌时，鼻出不及，从口冲出，其势汹涌，不可吸止，日夜数发，逼迫难堪，诊脉浮弦而数，此有风湿在表也，先以芳香宣理脾肺，佐以固肾，一剂，得冷汗续续半日，诸证顿瘳，继以温固肝肾之剂调理之，气病仍复时发，发时或兼咳，或不兼咳，脉象必数疾，而不洪大，及愈，即平调如常人。但身体日渐疲软，中间疑其风邪从脐入，疑其寒从足心入，用药温补下元，更佐以外治，莫不暂效，而旋发，再用即无功。所更奇者，教令静坐，吸气稍长，用意深纳，旋即身大寒热如疟状，初尚以为药力能振动阳气而化疟也，及次日，不寒热矣，身体轻爽倍常，方大喜。间不半月，又冲发如故，再教纳气，又发寒热如前，殊莫解吸气深纳之何以遂致寒热也？小便赤涩，大便艰秘，口味初强渐弱，自秋及冬，经余手治，皆用温润镇固之法。间或别延他医，指为阴虚，稍用凉润，即水泻而气陷不续；又疑有虫，药中佐入百部、雷丸；又思寒邪深伏下焦，宜用温下，以大黄、牵牛入温补剂中，得下，亦于病无增损也。其后渐觉喉痛如破，又如肿塞，不能下食，视之，略无红肿之事，但小舌坠下，脉象亦渐细涩少神，知其肾气不能上朝，督脉萧索，无能为矣。腊月回家，迁延三月，身痿不能起于床矣，终莫得救挽之术也。冲气虽损病常证，亦未有似此汹涌莫遏者，详述之，以俟高明者之指示焉。

敛散升降四治说略

凡风、寒、湿、热，散漫于周身之腠理者，无聚歼之术也，则因其散而发之。痰、血、水、食，结积于胃与二肠、膀胱之内者，已属有形，势难消散，则因其聚而泄之、渗之。邪在上脘，愠愠欲吐，是欲升不遂也，则因而吐之。邪在大肠，里急后重，是欲下不畅也，则因而利之。此顺乎病之势而利导之之治也。湿热无形，散处于肠胃膜络之中，既不外越，又不内结，则以酸敛入泄剂，撮其邪而竭之。瘀血有形，结聚于肠胃膜络之中，其质凝滞，不能撮而去也，则以辛温入攻血剂，温其血而化之。肾气不纳，根本浮动，喘、呕、晕眩，酸咸重镇，高者抑之。中气虚陷，泄利无度，呼吸不及，固涩升补，下者举之。此矫乎病之势而挽回之之治也。

凡病误降者，欲救之，不可急升也；误升者，欲救之，不可急降也；误寒者，欲救之，不可急以大热也；误热者，欲救之，不可急以大寒也。寒、热犹或可急也，升、降断不可急也。尝见先以承气误下，中气下陷，急以参、芪升之，虚气上越，喘逼不能食而死矣。此当健中涩下，不可升提其上也。

新病兼补久病专攻

凡病皆宜攻也，而有时兼补者，以其内虚也。内虚之义有二：一为内之正气自虚也；一为邪气在表，其表为实，邪未入里，其内尚虚也。新病邪浅，加补气血药于攻病剂中，故病去而无余患；若久病正气受伤，邪已内陷，一加补药，便与邪值，而攻药不能尽其所长矣。故华元化、张仲景、孙真人书中，治久病诸方，反重用攻击，不佐以补者，为邪气在里故也。此法率以丸而不以汤者，急药缓服也。待至攻去其邪，里邪势杀，而后以补药尽其余焰，故效捷而亦无余患也。后人识力不及，每谓风寒初起，正气未亏，无庸兼补，更有谓邪气在表，兼补即引邪入里者，往往攻药不得补药之力，邪气纠缠不尽，或攻伤正气，邪转内陷者，其弊由于不识古人急补之义也；及治久病，邪气胶固，反夹杂补药，更有专补不攻，谓正气充足，病自渐瘳者，殊不知邪气盘踞于里，补药性力皆走里而守中，其气正与邪气相

值，不能与正气相接也，往往使邪气根株愈牢，坚不可
拔，迁延不救者，其弊由于不识古人急攻之义也。大凡
攻补兼施者，须详虚处有邪无邪，为第一要义；虚处有
邪，则补虚之药，不免固邪矣。此施治之最棘手者。古
人补母泻子之法，殆起于此。如肺气既虚，而又有风热
或痰饮之实邪，此宜补脾而攻肺，不得补肺与攻肺并用
也。

欲不可遏法宜疏肝健脾

肾主志，肝主怒，脾主思。凡肝热郁勃之人，于欲
事每迫不可遏，必待一泄，始得舒快。此肝阳不得宣
达，下陷于肾，是怒气激其志气，使志不得静也。肝以
疏泄为性，既不得疏于上，而陷于下，遂不得不泄于
下，泄之不止，肾精为肝风煽尽，而气脱矣。治法：酸
凉、辛凉清肝之燥，疏肝之郁而升发之，使不下陷；若
不应者，是脾虚不能升载肝气也，加健脾以托之。若以
苦寒清心，心肝木火之邪一齐下溜，搏于肾阴，愈令勃
勃欲出矣。大抵兼升、兼开、兼滋、兼敛，而不可清降
也。此证男妇皆有，若湿热盛者，可加苦寒、咸寒以坚
之。

卷五 方药类

石膏性用

石膏性寒，理直体重而气清，最清肺胃气分之热。而自仲景青龙、越婢方中用之，后世释本草者，遂谓力能发表。其说谓石膏理直，故能疏表，穿凿极矣。窃尝深体此物必能利湿，仲景方意，盖取其清热利小便也。后读《洄溪医案》又谓石膏能降胃中逆气，吴鞠通又以石膏、半夏治痰喘。其性用不皎然乎！但生用则清热之力胜，熟用则利湿之力胜。洁古增损柴胡汤，用石膏治产后中风，是又培土镇风之药矣。陈修园《金匮歌括》中，水气篇杏子汤方下，亦极论石膏质重性寒，只能清肺胃，镇逆气，去内蕴之热，不能发外感之汗，即或温病有时热气亢逆，肺叶焦满，不得运转，以石膏清之、降之，而肺气遂滋润而汗出者，此亦非发散之功，乃清滋之效也。又疗小儿急惊，用生石膏十两，加辰砂五钱，研极细末，每服一岁至三岁一钱，四岁至七岁一钱五分，是石膏确为重镇清痰之品，少加辰砂，借引导以达于心也。又仲景薯蓣丸下云：欲肥者，加敦煌石膏。

是又能令人肥壮也。何者？以其合山药、大枣，能清养脾胃故也。

丹皮不凉 并桔梗

张石顽曰：牡丹皮虽凉，不碍发散也。窃尝丹皮辛膻异常，能通行血分，非性凉之药，盖平而近温者，功用在归、芎之间，而其气沉降，不致上僭，故为良品。

王孟英曰：丹皮虽凉血，而气香走泄，能发汗，惟血热有瘀者宜之。又善动呕，胃弱者勿用。此论已略能不泥于旧说矣。动呕一层，亦实有之，但物性终非上升者。

丹皮之苦，不敌其辛；桔梗之辛，不敌其苦。故二药皆以降为用，而敛散不同矣。

论远志石菖蒲秦艽柴胡

昔人谓读书须从对面看，此语最有意味。远志、菖蒲，书谓开心气，世遂凡于心虚之证，皆避之如砒毒矣。殊不知书谓开心气者，以其味微辛而力缓，止能内开心气，不能外通肤表也。不然，如麻黄、细辛、桂枝者，岂不大开心气，而何以书绝不言之？以其力不止于此也。若以此开心气，是病在心，而药力直致之肤表矣，是不可也。惟远志、菖蒲驯静力缓者，足当开心气耳！且心虚之病，又各不同。如阴虚心燥，是心气已不得阴以养之，其开散已不可支，岂可复以此开之？如阳虚心气为痰水所凌，以致怔忡恍惚者，非以此开散痰水，心气何由得舒？若亦以枣仁、五味滋之，不益之闭乎？

秦艽、柴胡退无汗之骨蒸。此语出于东垣，本不足据。然揆其义，亦不过以其苦能入骨，辛凉微散能清泄郁热耳！世遂谓其能发骨中之汗。夫发骨中之汗者，惟细辛、独活可以任之。麻黄、桂枝力迅气浮，尚且不能沉搜入骨，而谓秦艽、柴胡之苦辛凉降，能透发骨气，致之于表而为汗，其谁欺乎？

敛 降 并 用

凡治痢疾，用白芍、槟榔、木香、黄连者，此数药皆味极苦涩，性极沉降者也。因痢疾是湿热邪毒，旁渍肠胃细络夹膜之中，苦涩之味能吸而出之，随渣滓而俱下矣。故里急后重用此等药，攻下秽涎而病愈者，肠胃络膜之浊气泄尽也。若用大黄、芒硝，伤正留邪，每至不救；若用粟壳、乌梅，固脱留邪，多成休息，得其一而遗其一也。钱仲阳治小儿惊痫，轻粉、巴豆、牵牛并用，一敛一泄，即摄取痰涎而驱下之也。古方此类甚多。

敛 散 并 用

凡欲发汗，须养汗源，非但虑其伤阴，亦以津液不充，则邪无所载，仍不得出也。故桂枝汤中用芍药，或更加黄芩；麻黄汤中用杏仁，或更加石膏：匪但意清内热，以为胃汁充盈，邪乃有所附而聚，聚乃可驱之使尽耳！故《伤寒论》有发热自汗而病不愈，以桂枝汤先其时发汗则愈者，充其荣，则卫不能藏奸也。张石顽曰：凡患温热，烦渴不解，往往得水，或服黄芩、石膏等寒药，淡然汗出而解者，肠胃燥热，力不胜邪，寒清助胃生津故也。凡辛散之剂，佐用甘酸，皆此义也。小青龙之五味子，大青龙之石膏，桂枝汤之白芍，最可玩味。

桂枝正治吐血

桂枝是温通血脉之为寒闭者。吐血病中，有一种肾寒而元阳虚者，胃寒而中气怯者，皆令血脉不能通畅，遂旁溢而妄行。《内经》所谓血泄者，是脉急血无所行也。其证得节即动，迟速有定期。如妇人月信者，脉既不畅，血盈即倾之而出也。每以桂枝为君治之，应手辄效。章虚谷亦盛称桂枝能通血脉之寒闭也。若咳嗽见血，不因吐出者，尤属寒闭无疑。而世人每谓桂能动血，一见血证，辄循例概禁用桂。误哉！

暴 病 忌 术

《伤寒论》霍乱条理中丸后，有脐上筑筑有动气者，去术，加桂。《金匮》水气篇苓桂术甘汤下，有少腹有气上冲胸者，去术，加五味子。世谓动气忌术，以术能闭气也。盖动气上冲者，气之不能四达也。寒水四塞，肾中真气不得旁敷，而逼使直上，故气动也。桂枝、细辛所以散水而通络，使气旁达也。五味子所以敛肺而降逆，使气归根也。若白术，能利腰脐结气，似于证无甚相违，而不知腰脐无结，而忽利之，是欲虚其地以受邪，邪将固结腰脐，上下格拒，肾阳因之扑灭矣。且甘苦能坚能升，津液不得流通，气机为之升提，即有碍于桂枝、细辛之功用也。故吾以为凡遇上吐、下泻，以及心腹急痛、痧胀转筋、晕眩颠仆之急病，又或干呕、噎隔、哕呃之危病，皆以慎用白术为宜。前人谓动气难诊于脉，当问而知之，亦不尽然。其脉当是圆疾如豆丸，丸不去时，上驰如矢也。

按：动气皆因气行有阻，冲激而然。其动有微有甚，总是中热下寒，肾寒肝热，加以上有寒闭，其情更急。凡痰饮停积，以及素患疝瘕，时时冲动者，只是升气相碍也。若误汗、误下、误吐，致气从少腹上冲者，则防暴脱矣。若久病阳微，肾气上越者，其势更难挽回。前人指为肝肾气绝，阴邪上犯，故动气之暴发而危者，总由肾阳骤熄，水精不能四布，寒极化燥，如水成冰，其气上逆，直欲凌犯君火之位故也。人身亦如六合，此时地与四维，气皆闭塞，只得一线直上。辛能开腠理，通气，致津液，故重用桂枝、细辛以开之。白术之忌，盖恶其涩津升气也；汗、吐、下之禁，盖恶其伤津损气也。又按齿暴长，为髓溢，浓饮术汁即消。魏玉横谓此即术消肾气之证。非也。齿暴长者，肝肾湿热太盛，火郁风生，故静者动也。术能收摄湿邪，培土镇风，风定，故齿复其坚静之本体矣。是镇肝也，非消肾也。

调经安胎同药之误

世传佛手散一方，即当归、川芎二味，谓专治胎动不安，生胎能安，死胎能下，将产又能催生，妊妇常服，可免半产。余十年前，即疑其理，无如世医莫不信用，即名医如陈修园书中亦盛称之，且间有用之得效者。然余究只敢用以催生，屡施有验，未尝肯用以安胎也。嗣读某名家书，极论世以调经之药安胎之谬，为祸甚烈，乃私幸先得我心矣。近日目睹其祸，爰取而论之。夫安胎本无定药，亦视其妇之体质而已。既孕之后，体质无非血气之寒热虚实两途，故丹溪谓白术、黄芩为安胎之圣药者，亦举此以明虚寒、实热之两大端耳！然寒亦有实，热亦有虚，总须辨明气血为要。若气寒血实，附子、桂枝可并用，以温气而行血也；气寒血虚，当归、川芎可并用，以行气而补血也。若气热血实，则不免有胀满冲激之虞矣，而可复以芎、归助热而增实乎？气虚血热，更不免腾沸躁扰，缓纵不任而下堕矣，而可复以芎、归耗气而温血乎？故气虚血热胎动下漏者，急用甘寒、苦寒，助以补气生津，使血定而筋坚，力能兜举，其势渐缓；再看有无凝血，于补气清热剂中，略佐行瘀，便万全矣。盖人之子宫，万筋所细结也；筋热则纵弛，寒则坚强。太寒则筋急，而兜裹不密，气散血漏；太热则筋弛而兜裹无力，亦气散血漏。今人之体，虚热居多，故孕后脉多洪滑数疾；若太滑或按之即芤者，多堕，以其气热而血虚也。余于妇科经产，深佩孙真人之训，颇切讲求，用药不拘成例，总从气血、寒热、虚实六字上着想，而于脉象上定其真假，故病无遁情，治未或误也。古人以桂枝汤为妊娠主方，今人以四物汤为妊娠主方，真古今人识力不相及也。至谓胎产百病，均以四物加味，极谬之谈，而百口称述，殊不可解。余见妊妇、产妇外感，致成劳损者，皆此方加味之所致也。

桔梗不能升散

李东垣谓桔梗为药中舟楫，能载诸药上浮于至高之分。当时未曾分明甘、苦，而推其功用，则当属于甘

者；若苦梗泄肺，是能泄至高之气，不能升气于至高
也。近日著本草者，列其说于苦桔梗条内，谬矣。甜桔
梗味甘而静，能升发胃气，故能解百药毒，与葛根相
近。后人又谓桔梗能开肺发表。此则甘、苦皆无此功。
且诸书并明言咳嗽以苦梗开之，何也？彼盖见苦梗中挟
辛膻之气也，而孰知其辛不敌苦耶！故徐灵胎谓外感作
咳，用桔梗、麦冬清肺，便成劳损。可称伟论！

仲景抵当汤丸大黄䗪虫丸

　　时医无术，不议病而议药，无问病之轻重，但见药
力之稍峻者，遂避之如虎，而不察其所为峻者，果何在
也？故病之当用攻者，轻则桃仁、桑皮，重则大黄、芒
硝，再重则宁用牵牛、巴豆，而所谓䗪虫、虻虫、水
蛭、蛴螬，则断断乎不敢一试。何者？其认病、认药皆
不真，故但取轻者以模棱了事也。误人性命，岂浅鲜
耶！夫牵牛、巴豆等药，直行而破气，能推荡肠胃有形
之渣滓，而不能从容旁渗于经络曲折之区，以疏其瘀塞
也。故血痹之在经络脏腑深曲之处者，非抵当辈断不为
功，而误用硝、黄、牵牛、巴豆，直行破气，是诛伐无
过矣。且血痹而破其气，气虚而血不愈痹耶？世之乐彼
而恶此者，亦曰虻虫、水蛭有毒耳！牵牛、巴豆独无毒
耶？窃以狂夫一得，为天下正告之曰：牵牛、巴豆破气
而兼能破血者也，其行直而速，病在肠胃直道之中，而

未及四渗，则以此下之愈矣。若血络屈曲，俱有瘀滞，非虻、蛭之横行而缓者不能达也。虻、蛭只攻血，略无伤于气，且其体为蠕动之物，是本具天地之生气者，当更能略有益于人气也，有气则灵，故能屈曲而旁达也。海藏云：妊娠蓄血，忌抵当、桃仁，只以大黄合四物服之，则母子俱可无损而病愈。以胎倚血养，故不得以虻、蛭破血太急也。然胎亦借大气举之，若气虚者，又不如抵当、桃仁加补气药之为稳矣。

大黄泻心汤是实则泻子法

《难经》云：虚则补母，实则泻子。此亦互文见义，以明补泻有活法，不必专执本脏也，故常有实泻母而虚补子者。仲景泻心汤中用大黄，却确是实则泻子之义。是火为土壅，湿热菀结胸中，致火气不能遂其升降之用，发为喘满痞结者也。补泻母子，是因本脏不可直补直泻，而委曲求全之法也。凡病须补泻兼到者，不能一脏而两施补泻也，则权母子而分施之。

燥屎与宿食用药不同

燥屎为津液耗虚，肠胃枯结，而屎不得下，是阳之有余、阴之不足也。宿食为胃有寒湿，水谷久停不化，是阴之有余、阳之不足也。故仲景用承气治燥屎，以芒硝清热，大黄润燥，而以枳、朴推其气使之下行。若宿食不得熟腐，必以干姜、豆蔻、山楂、麦芽温而化之矣。近医燥屎、宿食不分，每以山楂、麦芽治燥屎，致愈坚而不得下；以大黄，芒硝下宿食，每致洞泄完谷，阳脱而死。此等浅证，尚不能辨治，何以医为？

东垣以大便秘结，为血中伏火。此指常秘者言。又有卒秘于春分前后者，亦多因肝阳初升，伏火乍动所致。若卒秘于秋分前后，或夏月久旱暑盛之时，则多属肺气虚燥之故。暑燥既已开泄肺气，而汗多又伤津液，加以口鼻呼吸亢气，遂致肺气不足以下降，津液不足以濡润大肠，是为肺移燥于大肠，与血中伏火无涉。吾每以沙参、蒌根各用两许投之，其效甚捷，不待用血药也。

小儿乳食停滞

小儿乳滞，或夹食，或夹风寒。乳为血质，非寻常药力所能攻。古人用硇砂、巴豆，其意深矣。今人不敢用，吾每重用桃仁、山楂于剂中，取效甚捷；甚者加槟榔、牵牛，无不应手。乃有不但不敢用槟榔、牵牛，并讥山楂、桃仁之峻，非小儿弱质所能胜者。然则吾以山楂、桃仁杀人之小儿，不亦多矣乎？有面滞者，加杏仁。且吾家小儿，一遇夹食，即用京都万应散，此乃钱氏方，内有牵牛、巴豆、轻粉、朱砂，每用辄效，未见有损。呜呼！小儿元气几何，若不认证真切，峻药急治，而畏怯尝试，迁延日久，元气漓矣，即神丹其能救耶！人谓小儿脏腑弱，不堪峻药之攻刷，吾亦谓小儿脏腑弱，不堪久病之蹂躏也。只在认证真而已，认证不真，无论峻药平药，皆能杀人。

金银薄荷汤下

金银花薄荷汤下　金银箔

钱仲阳《小儿直诀》方中，凉惊丸、五色丸后，有金银薄荷汤下之文。他书引此，每于金银下加"花"字。《绛雪园古方选注》真珍圆下，有金银花薄荷汤下。此方出许叔微《本事方》，原书并无"花"字，是"花"字之为妄增无疑矣。凡此等方，皆治小儿惊痫，与大人痰厥诸病，金银之气，能镇肝逆，薄荷之气，辛散通络，义本昭然，于"花"何与耶？又《颅囟经》治惊牛黄丸方下有云：加金银箔五片。考"箔""薄"古通用，故败脉之象，有如悬薄，即谓宽散如帘箔之悬也。况金银箔更因其形体之薄而立名，其通用更不仅音之相近矣。窃恐钱、许方中，不但"花"字衍文，即"荷"字亦恐后人附会妄增耳！第相沿已久，不敢定斥为误，姑论而存之。

后阅一年，得读《全幼心鉴》，书中极论金银入药之误，谓薄荷家园叶小者，名金钱薄荷。"银"字误也。此说虽异，而用意正与予同，是读书细心者也。存以参考。

娑 罗 果

近有以娑罗果治心胃痛甚效。其形如栗，外有粗皮，故俗或名天师栗。此物来自西域，古方少用，本草不载，惟近人赵恕轩《本草纲目拾遗》载之，亦仅言治胃痛心疾而已。嗣读《肘后方》药子一物方，所言形象、制法、主治，一一皆与娑罗果合，且言娑罗门，胡名那疏树子，是字音正相近矣。其主治于心腹痛外，更治宿食不消，痈疽疔肿，毒箭、蛇螫、射工诸毒入腹，难产及恶露不止、不下、带下，龋齿各证，外敷内服，均无不效。中国谓之药子，去外粗皮，取中仁，研细末用。《千金方》第九卷，治瘟疫，以药子二枚，研末，水服。是皆前人之所未考也。娑罗树，今京都西山卧佛寺有之。

小柴胡非治疟正方

世莫不以柴胡为治疟正药者，以小柴胡汤能治寒热往来之证也。予尝深思此方，乃治寒热往来之方，非治疟之正方也。《金匮》以此方去半夏，加栝蒌，以治疟发而渴者。又曰：亦治劳疟。其大旨可见矣。盖疟之正病，乃寒湿伤于太阳，暑热伤于太阴，二气交争于脊膂膜原之间而发也，其治宜九味羌活加味。又有瘅疟，经谓阴气独绝，阳气孤行，此暑盛于内，微寒束于外，津液耗竭而作也，治宜白虎汤加味。二者一寒一热，皆邪盛之正疟也。小柴胡方中药味，是滋荣以举卫，必荣气不足，卫气内陷，荣卫不和，寒热往来之虚证，始得用之。人参、甘草、黄芩，以益荣清热；柴胡、半夏，以提卫出荣；姜、枣以两和之。故人之劳倦伤气，中气内陷，津液耗竭，卫气滞于荣分而不得达者，得之其效如神，故曰治劳疟也。若近日正疟，皆是寒湿下受，随太阳之经，上入脊膂，内犯心包，暑气上受，入太阴之脏，而内伏膜原，外再新感微寒，暑气益下，寒气益上，遂交争而病作矣。小柴胡虑其助寒，不可用也；若用于瘅疟，又嫌其助燥矣。近有见柴胡无效，或病转增剧，不得其故，妄谓用之太早，引邪入里，又谓升散太过，有伤正气，皆未得柴胡之性者也。《神农本经》柴胡功用，等于大黄，是清解之品，其疏散之力甚微，性情当在秦艽、桔梗之间，能泄肝中逆气，清胆中热气浊气。自唐以前，无用柴胡作散剂者，宋以后乃升、柴并称矣。伤寒邪至少阳，是大气横结而渐化热矣，故以此兼开兼降之剂缓疏之，岂发散之谓耶？

仲景方当分四派

昔人谓仲景伤寒方分三大纲：曰桂枝，曰麻黄，曰青龙是也。然此三方，皆隶太阳，何得以该全书之旨耶？窃尝反复《伤寒》一部，其方当分四派：桂枝、麻黄、葛根、青龙、细辛为一派，是发表之法也；理中、四逆、白通、真武为一派，是温里之法也；柴胡、泻心、白虎、栀豉为一派，是清气分无形虚热之法也；承气、陷胸、抵当、化瘀为一派，是攻血分有形实邪之法也。其中参伍错综，发表之剂，有兼温中，有兼清气，有兼攻血；清里之剂，有兼攻血，有兼发表，更有夹有温里者：变化无方，万法具备。故学者但熟读《伤寒》、《金匮》方而深思之，有得于心，如自己出，自能动中规矩，肆应无穷矣。

阿片体性

阿片味苦性敛，苦属火而燥，走骨走血，敛属金而急，行肺行肤，清中含浊，能束人之气，缩人之血。气初得束则势激而鼓动有力，血初得缩则脉松而周运无滞，筋节亦借其束力、缩力，顿觉坚强，故为之神清气爽而体健也。其能止痛，亦以其能束气而缩血故也。其性阴险，中有所伏。其毒力能变化人之血性，使血脉骨髓脏腑之中，化生一种怪气，其形如虫，能使人之性情俱变。盖性情随气血而变者也，虫即血中之灵气也，气血久束久缩，反被困而乏生机，故日久则气短而音粗，血变而色坏，其常苦燥结者，以血气之势力，为烟力所

束缩不得宣发，而内积也，脱瘾则气弛而汗出，血散而
身寒，筋骨亦为之缓纵而不收，甚至喘咳不止者，以气
血惯受束缩，一经松懈，遂涣散颓唐，无以温里而卫表
也。治之必用苦燥敛急之品，合行血固气之品，并能搜
入骨脉深隐之处，抉其伏气，使其伏气逐渐外泄，正气
日渐内充，吐故纳新，渐复常度，乃真断瘾也。常须谨
慎，稍有忽略，即易生病，而瘾象复见矣。若气血本
虚，瘾又深久，更难断戒，是终身之苦也。

当　　归

当归，辛甘，香膻，大温，入肝，通行气血，开结
散郁，壮肝胆阳气，化血脉寒痹。凡寒湿凝滞，筋骨疼
痛、拘急，不能得汗者，以此温通之。性虽能润，而血
分虚燥、肝胃火冲、晕眩、呕吐、多汗者忌与，以其温
升开散也。秦产甘润，川产辛劣。亦能通督脉，达巅
顶，以升阳气而辟阴邪鬼魅。

青蒿桔梗柴胡泽泻龙骨

青蒿，苦微辛，微寒，清而能散，入肝胆，清湿
热，开结气，宣气之滞于血分者。凡芳香而寒者，皆能
疏化湿盛气壅之浊热，及血滞气虚之郁热，不宜血虚气
亢之燥热也。即茵陈、夏枯、苦梗、柴胡、秦艽之属，

皆是。

苦桔梗，大苦甘辛而凉，能降能开，入肺，清热，散风，风火菀亢于上焦。故神农主两胁胀痛，本草主咽痛，化斑疹，止咳，解温毒，痈疽排脓，皆火邪菀结之病，宜用苦者。甜梗生津益气，功近黄芪，而力较薄。

柴胡，苦寒清降之品也，入肝胆，清结热，降逆气，疏理肠胃湿热，止晕眩、呕吐，除胁胀，坚痿缓，并无宣发升腾之性。但气清，能燥不能润，燥则近于升散，故湿热菀结者宜之，阴虚火亢未合也。其主寒热往来，是疏理湿热结气之功能，清疏营分之结热，不能开发卫分之表邪。而世以治寒湿疟，失之。

泽泻，辛麻苦寒，入三焦、膀胱，迅逐水邪。其辛麻能使三焦、膀胱之细络为之开疏，而水得畅下，故渗窍之力甚猛。若无水邪，即伤津液，尤能泄命门真火、下焦元气。夫阳虚水蓄，合桂、附用；阴虚火炽，合地黄用。而桂、附、地黄，不能敌其渗泄之力，每用一钱，且合山萸、五味、木瓜之酸收，至三四剂，即中气不续，下焦如开，古谓过服损目，正以肾津竭而肝气陷也。暂用少许，以为导水、导火之引子。

龙骨，土也，而形色象木，其味甘涩，能收敛木气，清利土气，故主肝气犯胃，木土相激，气逆不和诸证。其镇水邪，安心气，皆平肝逆之功也。健脾，涩大肠，皆益土制水之功也。燥涩无润，大致水湿上泛者宜之。

卷六 评释类

读《伤寒论》杂记

三阴三阳者，阳经为阳，阴经为阴，此以外言之也；五脏为阴，六腑为阳，此以内言之也。在外者，又以寒伤营，在脉中者为阴；风伤卫，在脉外者为阳。在内者，六腑又以胃为阳，大肠为阴，膀胱为阳，小肠为阴，胆为至阴也；五脏又以肺为阳，心、脾为阴，肝、肾为至阴也。《内经》以脾为至阴。

三阳亦有里证，三阴亦有表证。在表者，无论阴阳，多在足经见证，在里则手足俱有矣。阳明承气，攻大肠非攻胃也，岂有燥屎而在胃耶？太阳抵当，攻小肠非攻膀胱也；膀胱果有蓄血，当如血淋，而小便不利矣，何得小便利而反大便黑耶？且其证兼见昏昧、谵妄如狂者，心证也；心与小肠脉络相通，故气相通也。

陶节庵谓伤寒至沉脉，如分阴阳。意谓邪在三阳之经者，脉皆浮也；至脉沉，则有三阳之里，与三阴之经矣，然浮而无力无神，乃阴虚之极，比邪陷于里，以致里实者，更属危险。张景岳重论此义，最为有功，正不得谓阴脉皆沉，而浮必无阴也。

三阴皆有吐利、四肢逆冷证。盖邪入三阴，非遽入脏也，必先动于腑。寒邪在腑，故变见诸证，若动脏，即死矣。《灵枢》曰：邪中于阴，则溜于腑，是也。且吐属胃，利属大肠，四肢属脾，故邪入三阴，最重脾胃，脾胃不败，邪虽入里，易治也。

胆为清净之腑，无出无入，故禁三法。然所谓足少阳证者，以其经也，经气岂无出入耶？若入里，则不必在胆，而在三焦矣。三焦属气，虽不似抵当、承气之有形可攻，而升降调气之法，于胆犹远，于三焦最切，故大柴胡亦加入攻药者，为三焦设也。故丹溪《脉因证治》谓少阳禁三法，亦宜三法。

三阴下利，与阳明之燥实对看。三阴大便寒实，即为阴结，三阳下利，即为协热。然则岂无寒利耶？曰：寒利即三阴也。

外淫有六，而仲景以伤寒名论。方中行、张隐庵必以三阴三阳属于六气，大谬。谓讲明此书之理，即通于治六气则可耳！然自古及今，未见有此通人也。

伤寒邪在表，则分六经；入里，则亦分三焦。吴鞠通谓温病分三焦，伤寒亦何独不分三焦？是矣。而不言在表在里，语欠分晓。

少阴一经，赅左右肾，为水火同居。寒邪与水合气，而火为所抑，故脉沉细，但欲寐，阳抑而不得伸也；火抑而又常欲伸，故常有心烦欲吐之象也。或曰少

阴入里，即通于心，其心烦者，非即心证耶？不知寒邪
果入心，必至昏迷不寤矣，何得尚有烦也？其心烦者，
乃下元真火为寒邪所抑，不得抒发，但能一线直上，以
扰包络之气也。

心不受邪，惟少阴一经不入手，以手厥阴心包络代
之。包络者，必之外宫城也。妇人热入血室之证，即男
子热入心包之证，验之屡矣。仲景于热入血室，治以小
柴胡。叶天士于此证，独忌柴胡，非无见也。徐灵胎讥
之，未免孟浪。细思此证，与小柴胡何涉？仲景此方，
盖治少阳之热感于心包者，热入心包，身静不欲动，神
昏谵语，其邪气实者，亦或躁扰如狂，皆热证也。何以
无寒入心包络证也？盖心包虽代心君受邪，究为纯火之
脏，与神明之主只隔一间，若寒水贼邪上犯，必是火衰
神去，其窜入心脏，致人于死，顷刻间事。故中寒伤心
之证，其死极速，不及施救。伤寒之邪，不及中寒之
猛，不得遽入心包，必待化热而后薰蒸渐渍，同气相召
矣。故有热入血室，无寒入血室；有热入心包，无寒入
心包也。非无也，有之则死。如吐利、恶寒、身蹹、四
逆、烦躁，即心阳之渐熄也，而况其卒中者耶！

大便闭结，亦有潮热、谵语、神昏不识人之证，全
与热犯心包无异者，以其皆是热在血分也。当以脉辨
之：心包热者，左寸脉必缓而滑；大便闭者，右尺脉必
长而实也。又少阴病，咳而下利，谵语者，以火劫汗故
也，小便必难。又伤寒脉浮，以火劫汗，惊狂，起卧不

安者，救逆汤主之。此二者，皆强汗亡阳之证。汗为心液，心液虚，不能养神故也。大抵谵语，总属于心神迷乱之所致，但有邪气正在包络者，有邪气感动包络者，邪之虚实不同，病之微甚有别。即如肝乘脾，腹满，谵语，寸口脉沉而紧，名曰纵，刺期门，亦以邪气有与心相感者也。

伤寒传经，有此经之邪延及彼经者，有前经之邪移及后经者。合病、并病，皆邪气实至于其经也。更有邪在此经，而兼见彼经之证者；邪在阳经，而兼见阴经之证者。邪气未入，证何由见？盖人身经络相通，一气相感，虽有界畔，终难板分。如少阳病，脉浮大，上关上，但欲眠睡，合目则汗，此少阴心证也，心气不任少阳之疏泄而然也。此气之所感，非邪由少阳已入心也。他经此类甚多。气相感者，大抵寒从寒、热从热，寒多感于肺、肾，热多感于心、肝，所谓同气相求也。其与传经证候，虚实微甚之间，自有辨别。有先感而邪因传之者，有先感而邪亦终不传之者，前人于传经之说，刺刺不休，皆未发明及此，岂以浅不足道耶？王勋臣极诋分经之谬，是又但知气之相感，而未知有形之邪气，固各有界畔也。

《伤寒》、《金匮》中，每为死证立方，此义最可思。

伤寒有证异而治同，如自利不渴属太阴，自利而渴属少阴，皆用四逆温之；有证同而治异，如阳明自利、腹痛者，此内实也，宜下之；太阴为病，下之则胸下结硬矣。究竟同者必有其所以同,少阴渴而用四逆者,以其小便色白,下焦虚寒,太阴不渴,亦以其脏寒也;异者必有其所以异,腹痛宜下不宜下,一能食,一不能食也。读书须从此等处,用心参校,自有会悟,然必先逐条熟读,方可如此,否则抛荒本义,彼此错综,徒乱人意。

尝读《至真要论》所谓胜至,报气屈伏而未发也。因思凡治胜气,必宜顾忌复气,不可太过,反助伏气为患也。不然,复已而胜,宁有止期耶?伤寒诸方,有寒热合用、咸辛酸苦并投者,虽曰对证施治,亦未始非顾虑复气之微意也。六经复气,少阳、厥阴二经最甚,《内经》所谓火燥热也。又曰木发无时,水随火也。汗则伤阳,阴盛者寒起矣;下则伤阴,阳盛者热生矣。且或汗之而阳愈炽,下之而阴愈深,以汗药多热,下药多寒也。大法:如火胜治以咸,必佐以甘酸,咸者正治,甘为子气,导其去路,所谓泻之,酸为母法,护其根基,防本气受制之太过也;火之复为水,甘以制水,而酸又泄水矣,故火淫所胜,以酸复之。王注云:不复其气,则淫气空虚,招其损矣。厥旨精微,读《伤寒》者,必须透此。

治病必求其本。所谓本者,有万病之公本,有各病之专本。治病者当求各病专本,而对治之,方称精切。薛立斋一流,专讲真水、真火,特治公本者耳!《伤寒》、《金匮》乃真能见病治病,故药味增损,确切不移。读者每于一方药味，须一一从本证来源去路、本经虚实、子母本气、标本胜复上，委曲搜求，确有见地，如自己出，他日自能独出手眼，无俟扶墙摸壁，岂非快事！

凡读成方，须先揣摹方前所列之证，再看方中药味主对，如有不协于心，尽可拟改旁注，以俟异日考正。《伤寒》、《金匮》中，有许多今人不能遵用之方，向来注者，皆循例解说，甚或穿凿，求深反浅；惟舒驰远能不讳所疑，然不自任不知，而必诋古人传误，未免汕上。

实则谵语，虚则郑声。然谵语亦有虚实。实者，阳明腑实证，协热下利证，热入血室证，太阳蓄血证；虚者，如过汗亡阳，过下亡阴，《内经·评热论》所谓汗出不衰，狂言失志者，皆是。乃五脏之津液干枯，脏体燥热，神无所养也。经曰：津液相成，神乃自生。津虚，故神愦也。郑声者，邪声也。旧解谓郑重也，尾声重浊。此实也，非虚也。凡气虚者，发语之始，其声如常，及其中、末，气有不续，声忽转变如他人，语不似其人平日之本声，故曰邪也。

六经篇首，皆列中风脉证一条，是借以衬明伤寒之脉证也。盖中风间有不挟寒者，而伤寒则必因于风，风力挟寒伤人，极重者为中寒，次为伤寒，轻即中风也。可见六经有中风表证，即皆有伤寒表证。陶节庵直中之说，讵为杜撰？况《内经》更有中阳溜经，中阴溜腑之明文耶！但风寒初伤在经络，虽属于阴，在病气仍属于表，其治法总不外温散。太阳篇中六经初伤之证俱在，可按而考也。

伤寒一病，初起多同于中风，死证多类于中寒。

《伤寒》一部书，只有寒死证，无热死证。白虎、承气，本非死证也。若温病，则反是矣。

"反"字有数解：不应也，却也，复也。如弱反在关，濡反在巅，只是语助，俗言却也。当不能食，而反能食，乃不应也。如得之，反发热，脉沉者，麻辛附子汤，谓既始得之，复有发热表证，虽脉沉，亦宜汗法也。读者当随文生义，勿执一而例百。

《伤寒》全论外感，《金匮》亦有外证。不见一方用羌活者，何也？即风湿，亦只用麻黄、薏苡、附子、白术、黄芪、防己。

诸家皆言六经每篇有提纲，其后凡浑言某经病者，即某经提纲所列诸证也。然太阴病，脉浮者，可发汗，宜桂枝汤。若果腹满而吐，食不下，自利益甚，时腹自痛，纯属阴寒内证，可仅据脉浮而用汗耶？此等更须参详，读书固不可执一而例百也。

寒极反热，热极反寒，此化气也，真假勿淆，前人辨之矣。至于所以反热、反寒之故，讫无发明。若谓寒邪在内，而逼人身之热气于外，似于寒极反热之义，未甚切矣。窃思寒极反热者，若果外见面赤、唇红，尚是真阳外越，仅可谓之假热；惟外无热象，而燥渴索饮，

漱水不咽，小涩大秘，时下微溏，此乃阴寒内结，微阳
欲熄，不能运化津液，以潮于经络脏腑，所谓水冷成冰
之寒燥也，此真反热者矣。热极反寒者，若因腠理开
泄，卫阳不固，尚是正气内怯，仅可谓之假寒；惟热邪
涌盛，奔逸于经络脏腑之中，内外津液全为灼干，气管
全为槁涩，热邪奔迫不利，如人之疾趋而蹶者，壅积而
不得四达，此真反寒者矣。前人于此等治法，每以回阳
泄热，约略立言。殊不知治假热者，引火归元；治反热
者，温化津液。岂可固耶？治假寒者，生津益气；治反
寒者，生津泄气：岂可同耶？假寒、假热，为虚气之游
行，犹有此二气也。反寒、反热，为虚象之疑似。其寒
也，正其热之极；其热也，正其寒之极也。

读《内经》志疑五条 附：考一日

二十四时　释左升右降

《难经》脉例，以一动为一至，而《脉经》引扁鹊
脉例，以再动为一至。此一人而两例也。《玉机真脏》
云：若人一息五六至，其形肉虽不脱，真脏虽不见，犹
死也。此再动之例也。《大奇论》浮合如数，一息十至
以上，是又一动为一至矣。此一书而两例也。前人绝无
辨之者，而林亿转疑《玉机真脏》为误文，何也？

营卫皆一日五十度周于身，而《卫气行》篇所论，
人气一刻在太阳，二刻在少阳，三刻在阳明，四刻在阴
分。是四刻一周，不合其数。然其下文云一十二度半，

是半日之度也。又明明一日二十五度，一夜二十五度矣。此必当时有以一日一夜二百刻纪数者也。前人绝无辨之者，而戴同甫转疑《灵枢》为衍文，何也？

经言左右者，阴阳之道路也。又曰阳从左，阴从右。而人身之气，左右并行，绝无左右先后低昂之迹，然则何升何降耶？前人绝无辨之者，何也？

气之运行于十二经也，虽各经之脉，左右各有一条，而气之左右并行，卒无分于彼此先后也。乃脉度十六丈二尺，以手足之经，各具六阴六阳，分纪其数，然则果如所谓左升右降耶？果尔，则气之行也，必有左右参差之迹矣。而《三部九候论》曰：上下左右之脉，相应如参舂者病甚，相失不可数者死。是明明左右并行矣。此大可疑者也，而前人绝无疑之者，何也？

六气之加临也，少阴所在，其脉不应，理殊难通。若谓少阴君火不主令，则五气足矣，何必虚设君火之位耶？至谓心君位尊，无为而治，更属荒谬。人身气化之事，岂等于人伦之体制耶？六气分主六年，一年之中，又分主四时，何以五气皆应，此独不应耶？且其脉不应，是绝无少阴脉象矣，何以又云少阴之至，其脉钩耶？此大可疑者也，而前人绝无疑之者，何也？

考一日二十四时

近泰西制时辰表，以一日夜分二十四小时。此乃近事，且出外夷，难证中国古书之义。顷读张洁古《保命集》，近托名刘河间书，刻入《河间三书》中。中卷煮黄丸条下，言一时服一丸，每日二十四丸。自注云：一日二十四时也。夫一日既可析为二十四时，独不可析为二百刻乎？此亦可以借证者矣。一日，一日夜也。《内经》以日为昼，故半日止得四分之一云。

释左升右降

曾著《左升右降论》，谓人身之气，本是表升里降，因左升气盛，右降气盛，故遂曰左升右降耳！其论已列入《证治总论》，文繁不复赘述。《至真要论》少阴之复条有云：气动于左，上行于右。张石顽《医通·劳倦门》，曾治一人，遍身淫淫如虫行，从左腿脚起，渐次上头，复下至右脚，脉浮涩而按之不足，决其气虚，用补中益气加味而愈。由此观之，人身果实有左升右降之气矣。吾为此事，行思坐想，近取诸身，远揣诸物，乃似微有所获者。夫人身之荣气，行于血脉之中矣。宗气，行于动脉，而外为呼吸矣。独卫气之行于脉外者，其道有二：一在肌肉脉络之外，一在皮肉交际之间。人身皮与肉交际之处，有膜以横络其中，皮肉之气，虽能相通，而不能相从，不独人身为然，凡万物之体，皮里干外，其际莫不有隙，卫气之行于肌肉者，日夜五十度，与荣气相应，所行之道，即《卫气行篇》之所叙是也。若皮膜之气横行皮里，以固护于大表，其度数与日月相应，左升右降，日夜一周。若有痰湿以滞之，则气行缓而淫淫如虫矣。是左升右降者，卫气之在皮膜者也。《内经》虽无明文，而其理似有可通。谨书所见，待质高明！

读书须是笃信方能深入

百年以来，经学家专讲读书得间，每执一卷，未领真趣，先求其疵，遂以号于人，而自矜有得矣。此欺世盗名之术。若医者，身命之事，死生所关，岂可以虚名了事哉？不料丹溪作《局方发挥》以后，此风滔滔不可止，每著一书，必痛诋前贤，以为立名之地。惟仲景不敢毁，则迁怒于叔和，识者见之，真不值一笑也。尝谓胸中存一丝菲薄之心，则心便不能入，虽读遍百家，终无所得。故读《内经》，即深信其为黄帝、岐伯书；读《难经》，即深信其为越人书；读《伤寒》、《金匮》，即深信其为仲景原文；读《甲乙经》、《脉经》、《千金方》、《翼方》诸辑录古书，即深信其理法必有所授；读东垣、河间、洁古、丹溪、立斋、景岳诸家，即深信其学问必有所胜；即肤庸至于《冯氏锦囊》、《沈氏尊生》，平心求之，皆有至理。如此久久，豁然贯通，自能臻于万殊一贯之妙。是从脚踏实地，真积力久而得，非从超颖顿悟，浮光掠响而来，自无明暗相兼，得失参半之敝矣。孔子曰：信而好古。又曰：笃信好学。不笃信又焉能好学乎？

旧案有败证收功太速者

尝读前人医案，有叙证迭见败象，忽以一二剂挽回振起，三五剂即收全功者。此必非本元之真阴真阳有败也。此必前医误药，及病前有伤也。或伤于劳倦，或伤于忧怒，或伤于饮食，或伤于房室，正气未及复元，而即生病，故病本不重而似重，证本不败而似败。败证杂沓之中，必有一二紧要之处未见败形，若果元气既败，岂真医能回天，药能续命耶！所谓紧要之处者，脾、肾居其大半，而各脏亦皆有之。前人医案，多不能分别指出，但自夸功效而已，读者须是觑破。

四因正义 朱丹溪擅改经文，窃未为安。今依经衍义，颇觉通畅，虽改一字，增二字，皆协于本文上下词意，考于全书，确有证据，名曰正义，似当本旨。明者鉴之

阳气者，若天与日，失其所，则折寿而不彰，故天运当以日光明，是故阳因而上，卫外者也。

此合论天人，以起下文也。人有阳气，如天之有日。"与"当作"于"。二字古文通用。若阳气失所，则损折夭寿，而不见其天命之本数矣。故天之运行也，以日光在上而始明，人之有阳气也，亦充因于上，不陷于下，始得周行卫外，不致为邪所侵也。因，充积之义

也。

因于寒，欲_{当作咳}如运枢，起居如惊，神气乃浮。

此下四节，皆言阳气失所，不能卫外之病也。"欲"，盖"咳"之讹也。《灵枢》曰：形寒寒饮则伤肺，气逆而上行；气上逆，故咳也。如运枢者，言其咳之连连不已，内动五脏，外振经脉也。若曰"欲如运枢"，则不致伤于寒，似与"冬不按跷"之义不合，且与上下文气不续。坐卧不宁，神采不定，其状如惊狂者然。《至真要论》曰：寒气大来，水之胜也，火热受邪，心病生焉。心病则神散，故起居如惊也。久则大气浮越，而为吐血、咯血诸症矣。所谓风寒不醒成劳病也。《荣卫生会》曰：血者，神气也。

因于暑，汗，_{当有"不出"二字}。烦则喘喝，静则多言，体若燔炭，汗出而散。

此暑闭于内之症也，故知"汗"下当有"不出"二字。烦者，暑扰于气也，气扰则喘喝。静者，暑陷于阴也。阴伤则神明颠倒而多妄言。是症也，体若燔炭，仍宜汗出，暑气乃散，以其始因于汗不出而暑郁于内也。但体若燔炭，津液已伤，仍必出汗始散，则急宜养津之意自在言外。或曰烦、静，即东垣动暑、静暑义也。动暑伤气，故喘喝；静暑中气郁而不宣，故多言也。亦通。

因于湿，首如裹。湿热不攘，大筋软短，小筋弛长，软短为拘，弛长为痿。

此节丹溪所议极是。湿则浊气上升，头重而神识不清，故如裹。久则化热，不急攘除，则热气内烁，伤液而大筋软短矣；湿气外淫，而小筋弛长矣。夫湿热者，发为痿躄，而拘急者，必因于寒。此乃湿热，亦有拘急者，何也？热，内也；湿，外也。大筋居内，小筋居外。在内者，湿不敌热，则液燥，燥则缩矣。寒而拘急者，亦以其化燥也。寒热不同，其燥一也。在外者，热不敌湿，则肉濡，濡则纵矣。大筋软短，则屈伸不能；小筋弛长，则操纵无力，而合病为痿矣。

因于气，为肿，四维相代，阳气乃竭。

此卫气郁滞也。血滞于脏，则为积；气滞于脏，则为聚。血滞于身，则为痹；气滞于身，则为肿。肿则四肢必有废而不用者，则不废者代其职矣。脊以代头，尻以代踵，代之义也。四末为诸阳之本，有所废而不用，久则阳气必偏竭矣，非气竭而死也。不曰不用，而曰相代者，痹气走刺无定，彼此互易，非四肢全废也。仲景曰：病人一臂不遂，时复转移在一臂，是也。

阳气者，烦劳则张，精绝，辟积于夏，使人煎厥。目盲不可以视，耳闭不可以听，溃溃乎若坏都，汩汩乎不可止。

此言养阳者，宜调其形体也。形体烦劳，则血脉争张，津液必有偏绝，屡犯而辟积以至于夏，则阴精内竭，时火外迫，如煎而厥矣。辟积，即襞积，犹言零碎积累也。盖烦劳偶犯，津液犹可渐复，惟屡犯不止，而至于夏，则内外合邪，变症作矣。目盲以下，煎厥证状也。都，防也。凡中风卒倒，痰涎潮涌，腹中比水流波浪之声更甚。煎厥由于阴虚，薄厥由于阳实。煎、薄二字可味。

阳气者，大怒则形气绝，而血菀于上，使人薄厥。有伤于筋，纵，其若不容。

此言养阳者，宜和其心性也。若大怒，则形与气必相离绝，不相维矣。何则？怒则气逆，而血随气升，亦菀于上，血气相薄，上实下虚，其人必厥。薄者，迫也。气血并迫，经络壅塞而不通，故厥也。亦有不发为厥者，怒生于肝，肝主于筋，怒则血气奔逸，火升液耗而筋伤，筋则肌肉无所束，而形体纵大若不容矣。此皆形气离绝之证也。筋非骨会之大筋，乃散络之管摄肌肉者，常有怒骂叫号，以致头面胕肿，四肢酸软难动，如痿废者，见之屡矣。气复即愈，此形与气绝，非死绝也。经中言"绝"，义多如此。薄厥见症于气，筋纵见症于形。《阴阳应象》曰：暴怒伤阴，暴喜伤阳，厥气上行，满脉去形。即此义也。

君一臣二奇之制也君二臣四偶之制也君二臣三奇之制也君二臣六偶之制也

一三五七，二四六八者，品数之单骈也。奇偶者，所以制缓急厚薄之体，以成远近汗下之用者也。于品数之单骈何与耶？品数之单骈，于治病之实又何与耶？制病以气，数之单骈无气也。盖尝思之，用一物为君，复用同气之二物以辅之，是物性专一，故曰奇也；用二物一补一泻为君，复用同气者各二物以辅之，是两气并行，故曰偶也。君二而臣有多寡，则力有偏重，故亦曰奇；臣力平匀，则亦曰偶。推之品数加多，均依此例。此奇偶之义，不可易者也。旧解皆专指数之单骈，且曰汗不以奇，而桂枝用三；下不以偶，而承气用四。以此为神明之致也，可为喷饭！

天气清净光明者也藏德不止
故不下也天明则日月不明邪
害空上声窍阳气者闭塞地
气者冒明云雾不精句则上应
白露不下交通句不表万物句命故
不施句不施则名木多死

　　天气以清净而成其光明者也。清净，谓无云雾不精之事。四时寒暑，雨旸时若，守其常度而不失，故不下，为地气所冒也。藏，守也。德，常度也。不止，犹不改也。若天气亢于上，则日月不能明照，而邪气充塞太虚矣。天明之明，作高明说，犹亢也。旧解谓大明彰则小明隐。夫天之明，即日月之明也，岂有日月不明而天独明之事？且又何所分于大小乎？天气闭塞，不下交通，地气上腾，蒙冒日月。如是者，天地不交，阳亢阴郁，必见满天云雾，不化精微。云雾之精，即白露也，不能下而交通于地，不能旁敷于万物。表，如表海之表，谓广被也。命，令也。当旸不旸，当雨不雨，当寒不寒，当燠不燠，四时正令不能顺施，有不名木多死者乎？凡亢旱之日，夜必有云，晨必无露，土燥尘起，草木苍干，此人之所共知也。盖人之身，身半以上，天气主之；身半以下，地气主之。升降不利，清浊不分，渐成上盛下虚之病矣。是皆白露不下，正命不施之患也。以白露譬人身真阴，义最可思。

成而登天 《上古天真》

成者，圣人之道成也。登天，即天位，为天子也。鼎湖之事，乃秦汉诸儒附会之谈，古无是说，岂可援为注释？且果上升矣，下文乃问于天师句，何以接得上？殊不知此即舜典乃命以位之义耳！

逆秋气则太阴不收肺气焦满
逆冬气则少阴不藏
肾气独沉 《四气调神》

《生气通天论》曰：肝为阳中之少阳，心为阳中之太阳，肺为阴中之少阴，肾为阴中之太阴，脾胃为至阴。此五脏阴阳本体之真气也，与六经之三阴三阳，因人身左右前后之部位起义者，迥不侔矣。上文逆春气少阳不生，逆夏气太阳不长，则秋当作少阴，冬当作太阴，上下文义始贯。前人多忽略读过。

> 夫自古通天者生之本本于阴阳天
> 地之间六合之内其气九州九窍五
> 脏十二节皆通乎天气《生气通天》

自古，犹从来也。言从来所谓通天者，万物生生之本，莫不本于阴阳，故天地之间，六合之内，其气充塞九州，而人在气中，其九窍、五脏、十二节，皆通乎天气也。天气，即阴阳也。王启玄以"其气九州九窍"为句，既嫌穿凿，而吴鹤皋以"自古通天者生"为句，"之本本于阴阳"为句，无理特甚！

> 男子如蛊女子如怚《灵枢·热病篇》

怚者，阻之讹也。《甲乙经》引此作阻。《脉经》有肝中风者，令人嗜甘，如阻妇状。是明明以阻为妊娠之称矣。谓妊娠则经阻不下也，故妊娠之病曰恶阻，谓恶作剧于阻妇也。丹溪解为呕恶以阻饮食者，谬矣。马注径作怚解。考字书无"怚"字，揣其注意，颇似"怚"字之义，穿凿极矣。张隐庵起而正之，宜也，惜未见《甲乙经》耳！又见《太素》作姐，尤非。

太阴脏搏者用心省真
五脉气少胃气不平

用心省真，谓用心太过，省其真气也。省，即损字，犹邪即斜字。思虑不节，则心之真阴为其所耗。心为十二官之主，而脾者孤脏，以灌四旁者也。主不明则十二官危，脾有病则五脏不安。《脉经》有曰：忧愁思虑伤于心者，其脉必弦。故太阴脏搏者，因用心以省其真，脾不能输精于五脏，而五脉气少，不能为胃行其津液，而胃气不平也。气少与不平，即气不冲和，而脉弦之义也。旧说未安。

阴阳结斜多阴少阳
曰石水少腹肿

阴阳结，为句，谓尺寸皆紧也。斜字，为句，谓脉形低昂，即多阴少阳，关前浮少，关后沉多也。《大奇论》所谓肝肾并沉，为石水是也。此阳虚阴结，后世所谓单腹胀者，故曰少腹肿也。前人每论单腹胀，未尝指为即石水；注石水者，亦未尝言即单腹胀。盖因不知是石水，故立单腹胀之名耳！石者，坚也，冷也。

反仰其手

《脉经》有脉深伏不见，反仰其手乃得之之文。前人不知反仰之义，竟有解作覆手者，殊不可通。窃思此所谓伏，非真伏也，乃沉之极也。凡诊脉，皆仰置其手。反仰，谓将腕高枕，而手掌反折垂下，于是筋脉为之牵引绷急而挺起矣，故沉者亦外见而可诊也。

应天者动五岁而右迁
应地者静六期而环会

此数语，旧解皆未甚明晰，其实乃极浅之语。所谓应者，主三阴三阳之六气言也。天地以干支言，非司天司地之谓也。应天者，谓六气之合于天干也，如甲年起太阳，行至五年，必右迁一步，而始复起太阳，甲与太阳，不复相值也，故曰动。应地者，如子年起太阳，行至六年临午，再六年而复临子矣，其数有定，而无所参差也，故曰静。天以六为节，地以五为制，周天气者，六期为一备，终地纪者，五岁为一周。此谓天以地之六为节，地以天之五为制，互相节制，而不得相值。地周于天，六期乃备，天终于地，五岁已周。二语乃明其不相值也。不相值而相生相制，变化其中矣。故五六相合，而七百二十气为一纪，凡三十岁；千四百四十气，凡六十岁，而为一周。不及太过，斯皆见矣。君火以明，相火以位，张景岳解得最好。二句亦无深义，只以明六气所以有二火之义也。

数动一代者病在阳之脉也泄

及便脓血 诸过者切之：涩者，阳气
有余也，为身热、无汗；滑者，阴气
有余也，为多汗、身寒。

前人多以此三句连读，殊觉脉证不相属，而下文诸过者，亦嫌突起而无著也。予以上二句为一段，以下五字连下文"诸过者"读，属下滑涩寒热为义。其义即《通评虚实论》所谓肠澼下脓血白沫者，身热则死，寒则生；脉涩则死，滑则生之义也。上二句前人亦未剖析透彻。夫气之动于脏也，如弓弩之发。若里脉有病，则气初发之处，即为之阻滞，而脉之应指必软弱矣。今其脉迫促而数，搏滑而动，是其气已涌至于表，因表脉有阻而不得畅达，故有此郁勃之象，而仅偶间一至软弱而代也。数音促，不音索，旧读去声者误。代之本义为弱，详《平人气象论》，后人专释为止，是不读《内经》之过也。

折 齿

《金匮》备急丸方下，有若口噤亦须折齿灌之之语，后世方书，有谓口噤不得入药者，打去一齿灌之，其义盖本诸此。其实《金匮》之意，非谓打去一齿也，只是撬之使开耳！齿根上连于脑，内应于心，敲之即痛彻心

脑。口噤本是心气闭塞，若再使痛气入心，不速之毙
乎？

或已发热或未发热发热恶寒
发于阳无热恶寒发于阴发于阳
者七日愈发于阴者六日愈

　　此数语，虽无深义，而有新感与伏气之殊。前人辨
论纷纭，读之迄不能令人心意朗豁者，空谈不切事情
也。以己身所未见，天下所必无之事，而大言不怍，强
作解人，是何意耶？详玩语气，阴阳二字是指表里之部
分，非指风寒温热之气化也。何者？其意是专辨伤寒有
此两途，非两辨伤寒、温病之异也。凡感于风寒而即病
者，皆因发热，而始恶寒，未见有不热但恶寒者，即初
时爪尖略形厥冷，不过片刻之事，临诊之时必已发热，
岂得谓之无热、未发热耶？惟伏气之病，激于时令之气
而发者，或早恶寒而夜发热，或夜恶寒而早发热，更有
迟至一日以外者，以寒邪内伏，至春初阳气当升，邪阻
其道，二气相争，荣卫不通，遂见恶寒，待里气奋达于
表，始见发热。故发热、恶寒，一时并见者，即已发热
之谓也，是新感风寒，病起于表，故曰发于阳；无热恶
寒，久乃发热者，即未发热之证也，是伏邪内动，病起
于里，故曰发于阴。

　　凡伏气之病，发于里者，有寒热两途。热即寒邪入
郁而化热者也。其人若真阴充裕，寒虽久伏，不能化

热，若真阴不足，虚阳亢燥，遂发为春温、风温之病
矣。其初起皆不即发热，而治法之寒热虚实迥异。仲景
是专指伏气寒病也。近人如叶天士、薛生白、王孟英
辈，止知有伏气之温病，而不知有伏气之寒病，皆揣理
而谈，未尝征之实事也。汪幼纯所说汗病之事，即伏气
之寒病也，详见第四卷《证治类》中。

两"愈"字，乃半面之词，若至期不愈，即不可为
矣。如《辨脉》云：表有病者，脉当浮大，今反沉迟，
故知愈也；里有病者，脉当沉细，今反浮大，故知愈
也。《千金方》引此文而申之曰：若不愈者必死，以其
脉与病不相应也。即此义也。愈，非痊愈也，只是邪气
至此，当已尽头，不能再进，而可渐退也。"六"、"七"
两字，前人见原文有阳数、阴数之语，莫不滑口读过，
未尝深考其实。夫病之愈也，必藉于气，六、七数也，
何与人身之气耶？鄙见此当指人身之形层言也。刘河间
曰：天地自太虚至黄泉，有六位；人身自头至足，有六
位；而胸腹之间，自肺至肾，亦有六位。是人身形层之
表里，显有六分也。故发于阴者，自里而表，六日传至
极表，而邪气散矣；发于阳者，自表而里，六日行至极
里，为里分正气所持，不得久留，越一日而邪气始从三
焦消散，故阳病转比阴病多一日也。原文阳数七、阴数
六者，即以里必行至六，而邪乃衰；表必行至七，而邪
乃衰也。不然，阴阳之数，四、五、八、九皆是也，且
五、六尤有合于脏腑之数，何独取六、七耶？

《内经》寸口内外分配脏腑

《脉要精微论》曰：尺内两旁则季胁也，尺外以候肾，尺里以候腹。中附上，左外以候肝，内以候膈；右外以候胃，内以候脾。上附上，右外以候肺，内以候胸中；左外以候心，内以候膻中。前以候前，后以候后。上竟上者，喉胸中事也；下竟下者，少腹腰股膝胫足中事也。此固显然寸口分配脏腑之诊法矣。其内、外之义，有以浮、沉解者，有以前、后各半部解者，有以内、外两侧解者。总之，浮也，前也，外侧也，皆属阳，当以候腑；沉也，后也，内侧也，皆属阴，当以候脏。而经文相反者，何也？尝思之矣，外以候经络之行于躯壳者也，内以候气化之行于胸腹者也。如尺外以候肾，是候肾之经气外行于身者也；尺里以候腹，则指定腹内矣。左外以候肝，是候肝之经气外行于身者也；内以候膈，则指定膈内矣。右外以候肺，是候肺之经气外行于身者也；内以候胸中，则无与躯壳之事矣。左外以候心，是候心之经气外行于身者也；内以候膻中，则直指心体之处矣。即右外以候胃；内以候脾，亦非以脏腑分也。候胃，候其经气之行于身者也；候脾，候其气化功用之行于里者也。又云：前以候前，谓关前候胸腹也，主阳明、冲、任；后以候后，谓关后候脊背也，主太阳、督脉。是推广上义，以寸、关、尺三部之正位，为脉之中段，以候身之中段矣。上竟上者，喉胸中事，下竟下者，少腹、腰、股、膝、胫、足中事也，是更推广于寸之上、尺之下，以分候躯壳之极上极下矣。人之一身，四维包中心，故以内外言之；两头包中段，故以上下言之；两面夹中间，故以前后言之。可知寸口之部位，其分配有三：一以浮沉候表里也；一以关前关后候身之前后也；一以寸上尺下候身之上下也。李士材以内外为前后各半部，谓脏气清，故居上；腑气浊，故居下。此不但自古无人用此诊法也，即士材亦岂能据此为诊乎？且胸、膻、鬲、腹，又何能专指以为腑乎？

　　尺内，谓尺之正部也。两"旁"字，与下文竟下之"下"字同义，谓两尺之后也，不在正位，故曰旁也，非两侧之谓。季胁，即赅在少腹、腰、股之中者也。经先提而言之者，盖古人诊脉下指，是先定尺部，再取关、寸，故曰中附上、上附上，非如后世有高骨为关之说，先取关而后定尺、寸也。膻中者，心体四旁之空处，在肺叶所护之内也。胸中者，肺前空大之处皆是也。经意盖即以膻中为心，胸中为肺，鬲为肝，腹为肾矣。六腑各从其脏也，而三焦之空处，亦举赅于其中。于此征经文措词之灵而密。

秋伤于湿冬生咳嗽

　　喻嘉言改秋伤于湿为伤燥，在喻氏不过借证秋燥之义，而擅改经文，则谬矣。夫湿非燥之讹也。《素问·水热穴论》曰：秋者，金始治，肺将收杀，阴气初胜，湿气及体。盖四时五行之递嬗也，惟土湿与金清相递太急，湿令未衰，而清敛之令已至，故其始湿虽盛而气外散也，及秋而湿乃敛入体中矣，及冬而阳气又入矣。阳湿相激，故咳嗽也。若是伤燥，秋即当嗽，不待冬矣。其所制清燥救肺汤，亦治秋燥，非治冬咳之燥也。

燥为次寒，其气属金，其象为干，为坚，为降，为清析，为锋利，皆金之正令也。若热燥，是挟火在内，与寒燥相对待，不专于金也。喻专以热言燥，则水泽腹坚，又何以说之？

与友条论读《伤寒论》法

伤寒，非奇病也。《伤寒论》，非奇书也。仲景据其所见，笔之于书，非既有此书，而天下之人依书而病也。其三阴三阳转变之处，前人往往词涉硬派，一似暗有鬼物，指使邪气，如何传法，并不得如何传法。读者须消去此等臆见，每读一段，即设一病者于此，以揣其病机、治法，而后借证于书，不得专在文字上安排。

第一须辨伤寒为何等病。此本四时皆有之病也，但三时多有挟温、挟湿、挟燥、挟风之异，其气不专于寒，其肤腠疏松，初伤即兼二三经，再传而六经已遍，惟冬时腠理固密，寒邪必先伤皮肤，以渐深入，故谓三时伤寒治法不同则可，谓三时无伤寒则不可。仲景是专论冬时伤寒，惟即病于冬，与迟病于春，中多相间错出，未曾分析。其迟病于春者，亦系专指寒病，未及化热者，与《内经》冬伤于寒，春必病温之旨不同。前释发阴、发阳篇，可参看。伏气二字，本不必过于深求，今日感寒，今日即病，固即病也。上月感寒，下月始病，亦常有之事，谓之伏气可也，谓之即病可也。岂得一言伏气，便有许多奇怪？

第二须辨论中寒热二字为何等气。寒者，天地之邪气也；热者，人身之正气也，为寒邪所束，不得宣发，郁结而成。与寒邪是两气，非寒能化热也，与温热病伤于天地之热邪者不同。寒邪既散，即当阳气伸而热解，其有不解者，正气久困，经脉凝滞，不能自运，抑或误治使然。

第三须将"传"字看得活，非邪气有脚，能自初中转变，步伐止齐也。病证变见何象，即为邪伤何经。如少阳主行津液，津液灼干，即少阳证；阳明主运渣滓，渣滓燥结，即阳明证。读者须思何以头痛、呕吐、晕眩、胁胀？何以大便秘结、潮热、自汗？不得浑之曰邪入少阳故尔也，邪入阳明故尔也！当在气化上推求，不得专在部位上拘泥。

第四须辨初伤有三阳，有两感，有直中。太阳行身之后而主表，其时阳明、少阳决无不伤。《内经》曰：中于项则下太阳，中于面则下阳明，中于颊则下少阳；中于阳则溜于经，中于阴则溜于腑。即仲景所叙太阳中风，鼻鸣，干呕，岂专太阳？但邪在大表，治法不外麻、桂、葛根，故不必多立名色。两感、直中，皆因其人阳气之虚，或邪气之猛也。太阳少阴、阳明太阴，皆有两感；少阳厥阴，两感殊少。直中亦然。少、厥两感，即阳气蔑矣。直中与两感不同者，两感是一阴一阳同病，其邪相等；直中是邪甚于阴也，其阳亦断无不伤。但阴分之病，较两感为急。

第五须识伤营伤卫，不能判然两途。仲景风则伤卫，寒则伤营，只略叙于麻黄证中，不过分析风、寒所伤之偏重如此。其意侧重在寒，是串说，非平说。况夫中风脉缓自汗，汗即营也，营液外泄，桂枝汤是充助营气之剂；伤寒脉紧无汗，是卫气为寒所拘，麻黄轻迅，是过营透卫以开表，其力正注于卫。何得谓风伤卫不伤营，寒伤营不伤卫？更何得以此劈分两大纲？

按冬月腠理闭密，寒邪以渐而深。初伤皮肤，只在气分，此时发之，不必得汗，其邪自散；次伤肌肉，乃在津液，邪与汗俱，汗出邪退；次伤经脉，乃入血分，即入经脉，则或窜筋骨，或溃三焦而据脏腑，亦有已及筋骨，而仍未入经脉之中者，故三阴亦有表证可汗也；既入经脉，必连脏腑，非可专恃汗法矣。其未入经脉时，所称太阳病、阳明病、少阳病及三阴病者，只是三阳三阴之部，非经也。与第二卷《三阴三阳名义》篇参看。

第六须辨寒热传化之机。初伤固总是寒，日久有寒邪内陷者，是其人本内寒也；有寒去热不解者，是其人阴不足也。寒邪内陷必下利，即所谓阴传太阴也，其实即阳明之下陷耳！继即少阳之气陷，继即少阴之气陷，至厥阴肝气亦陷，无复生机矣。始终总不离乎下利，若利早止于厥阴未陷之前，即不得死；止于厥阴已陷之后，息高时冒，阴气竭矣。热气不解，必秘结，必自汗，即所谓阳传阳明也。此时太阴之津液，必已亏矣，治之失法，而少阴之精又亏，厥阴之血又亏，始终总不离乎秘结。非邪至阳明，即无复传也，总不离乎阳明耳！

第七须识伤寒、温病始异终同之说不可执也。此只说得热传阳明一边，其寒传太阴，迥乎不同。伤寒有寒死证，无热死证。阳明内实，非死证也；其有死者，皆由误治。若温热病，则有自然一成不变之热死证。

第八须识合病、并病之中有真假之不同。前人分别合病、并病，语多牵强。当是两阳同感，谓之合病；由此连彼，谓之并病。更有邪气未及彼经，而彼经为之扰动者，其见证必有虚实之不同。如素胃寒者，一伤于寒，即口淡，即便滑；素阴虚者，一伤于寒，热气内菀，即喘喝，即口渴，岂真邪传阳明太阴耶？但散其寒，诸证即瘳，亦有略须兼顾者，必其内虚之甚，预杜邪气内陷之路也。

第九须求寒热气化之真际。六经传次，本不必依仲景篇次也。无如前人越经传、表里传等语，说得过泥，并未靠定各经，切发其所以然。如少阳主经脉之津液，经脉灼干，即见少阳证；太阴主肠胃之津液，肠胃灼干，即见太阴证；阳明主肠胃之渣滓，渣滓燥结，即见阳明证；厥阴主筋膜之津液，筋膜枯索，即见厥阴证；少阴主下焦之气化津液，津竭气散，即见少阴证。此从热化也。从寒化者，阳气不足而下泄，寒水淫溢而上逆，总是何脏受伤，即何经见证。

第十寒化热化，各视本体之阴阳虚实。此语浅而极真。论中误汗后，有为内寒者，有为内热者；误下后，亦有内寒者，有内热者。若执过汗亡阳、过下亡阴之例，便不可通，故读者以随文生义为贵。夫六经乘虚而传，寒热随偏而化也。

第十一须知表里之说，有形层之表里，有经络之表里，有脏腑之表里，有气化之表里。形层即前所谓皮肤、肌肉、筋骨，所谓部分也。邪在三阴之部，里而仍表，仍宜汗解；邪入三阳之经，表而已里，只有清化，即和解也。少阳半表半里，亦有数解：以部位言，则外在经络，而内连三焦也；以气化言，则表里未清，而里热已盛也，总是气化燥结之象。与第四卷《少阳三禁》篇参看。

第十二须知手经足经，并无分别。足经部位大，邪气在表，尚在经脉之外，其气是一大片，故见足经证；邪入经脉之中，反多见手经证矣。大抵足经证见者，多在躯壳之外；手经证见者，多关脏腑之中。足证有在经者，手证绝少在经也。经者，身形之事也。脏腑者，神明气化之事也。

第十三须知三阴三阳，只是经络表里之雅名，于脏腑气血之阴阳，不相涉也。若谓邪入三阳，即为伤阳；邪入三阴，即为伤阴，则差矣。《内经》心为太阳，肝为少阳，肺为少阴，肾为太阴，脾与六腑为至阴。此以气血清浊言之，今人已不讲。其实各经各脏各腑之中，各有阴阳。此说甚长，细读《内经》，自能辨之。

第十四读书须知阙疑。论中叙证，有极简者，有极繁者，有方证不合者，有上下文义不贯者。一经设身处境，实在难以遵行，安知非错简、脱简耶？不必枉费心机，以俟将来之阅历。即如少阳、阳明合病，自下利者，黄芩汤；太阳误下，利不止者，此协热利也，承气汤。此必内有伏热，三焦肠胃秽气郁浊，颇似温病之发于伏邪者，于伤寒自利及误下而利者，殊不合格。又太阳误下结胸，正宜兼开兼降，以宣内陷之阳，而开邪气之结，乃反用甘遂、巴豆以重泄之，是以一误为不足，而又益之也。又太阳、阳明合病，自利者，葛根汤；不下利，但呕者，葛根汤加半夏。既不下利，何以仍用原方？是原方只治合病，并非治下利也，前文何必特署下利字样？此类宜详思之。前人只说三阳合病，皆有下利，绝不说合病所以下利之故。此之谓半截学问。

总之，读《伤寒论》，只当涵泳白文。注家无虑数十，以予所见二十余种，皆不免穿凿附会，言似新奇，莫能见之行事。鄙见只当分作四层：曰伤寒初起本证治法；曰伤寒初起兼证治法；曰伤寒日久化寒并误治化寒证治；曰伤寒日久化热并误治化热证治。其霍乱、风湿、食复、劳复，以杂证附之。再参之陶节庵书及各家论温热书，互相考证，庶于读书有条理，而临诊亦可有径途矣。盖经脉部位，与夫形层表里浅深之事，固不可不讲，而究不可过执也，着力仍在气化上。此书在唐以前，已非一本，其章节离合，本无深意，读者只应各就本文思量，不必牵扯上下文，积久自能融会贯通。

《中医经典文库》书目

一、基础篇

《内经知要》
《难经本义》
《伤寒贯珠集》
《伤寒来苏集》
《伤寒明理论》
《类证活人书》
《经方实验录》
《金匮要略心典》
《金匮方论衍义》
《温热经纬》
《温疫论》
《时病论》
《疫疹一得》
《伤寒温疫条辨》
《广温疫论》
《六因条辨》
《随息居重订霍乱论》
《濒湖脉学》
《诊家正眼》
《脉经》
《四诊抉微》
《察舌辨症新法》
《三指禅》
《脉贯》
《苍生司命》
《金匮要略广注》
《古今名医汇粹》
《医法圆通》

二、方药篇

《珍珠囊》
《珍珠囊补遗药性赋》
《本草备要》
《神农本草经》
《雷公炮炙论》
《本草纲目拾遗》
《汤液本草》
《本草经集注》
《药性赋白话解》
《药性歌括四百味》
《医方集解》
《汤头歌诀》
《济生方》
《医方考》
《世医得效方》
《串雅全书》
《肘后备急方》
《太平惠民和剂局方》
《普济本事方》
《古今名医方论》
《绛雪园古方选注》
《太医院秘藏丸散膏丹方剂》
《明清验方三百种》
《本草崇原》
《经方例释》
《经验良方全集》
《本经逢原》
《得配本草》
《鲁府禁方》
《雷公炮制药性解》
《本草新编》
《成方便读》

《药鉴》
《本草求真》
《医方选要》

三、临床篇

《脾胃论》
《血证论》
《素问玄机原病式》
《黄帝素问宣明论方》
《兰室秘藏》
《金匮翼》
《内外伤辨惑论》
《傅青主男科》
《症因脉治》
《理虚元鉴》
《医醇賸义》
《中风斠诠》
《阴证略例》
《素问病机气宜保命集》
《金匮钩玄》
《张聿青医案》
《洞天奥旨》
《外科精要》
《外科正宗》
《外科证治全生集》
《外治寿世方》
《外科选要》
《疡科心得集》
《伤科补要》
《刘涓子鬼遗方》
《外科理例》

《绛雪丹书》
《理瀹骈文》
《正体类要》
《仙授理伤续断方》
《妇人大全良方》
《济阴纲目》
《女科要旨》
《妇科玉尺》
《傅青主女科》
《陈素庵妇科补解》
《女科百问》
《女科经纶》
《小儿药证直诀》
《幼科发挥》
《幼科释谜》
《幼幼集成》
《颅囟经》
《活幼心书》
《审视瑶函》
《银海精微》
《秘传眼科龙木论》
《重楼玉钥》
《针灸大成》
《子午流注针经》
《针灸聚英》
《针灸甲乙经》
《证治针经》
《勉学堂针灸集成》
《厘正按摩要术》
《饮膳正要》
《遵生八笺》
《老老恒言》
《明医指掌》

《医学从众录》
《读医随笔》
《医灯续焰》
《急救广生集》

四、医论医话医案

《格致余论》
《临证指南医案》
《医学读书记》
《寓意草》
《医旨绪余》
《清代名医医案精华》
《局方发挥》
《医贯》
《医学源流论》
《古今医案按》
《医学真传》
《医经溯洄集》
《冷庐医话》
《西溪书屋夜话录》
《医学正传》
《三因极一病证方论》
《脉因证治》
《类证治裁》
《医碥》
《儒门事亲》
《卫生宝鉴》
《王孟英医案》
《齐氏医案》
《清代秘本医书四种》
《删补颐生微论》

《医理真传》
《王九峰医案》
《吴鞠通医案》
《柳选四家医案》

五、综合篇

《医学启源》
《医宗必读》
《医门法律》
《丹溪心法》
《秘传证治要诀及类方》
《万病回春》
《石室秘录》
《先醒斋医学广笔记》
《辨证录》
《兰台轨范》
《洁古家珍》
《此事难知》
《证治汇补》
《医林改错》
《古今医鉴》
《医学心悟》
《医学三字经》
《明医杂著》
《奉时旨要》
《医学答问》
《医学三信篇》
《医学研悦》
《医宗说约》
《不居集》
《吴中珍本医籍四种》